HYGIÈNE MÉDICALE

DU VISAGE

ET DE LA PEAU

FORMULAIRE DE LA BEAUTÉ

INDIQUANT LES MOYENS

de conserver l'éclat du teint et la fraîcheur de la peau; — de dissiper les rougeurs, boutons, taches, éphélides, dartres et autres altérations cutanées; — de prévenir et de redresser les difformités des traits du visage;

PAR A. DEBAY

TROISIÈME ÉDITION

PARIS

CHEZ L'AUTEUR, RUE LEPELLETIER, 19,

ET CHEZ

J. MASSON, LIBRAIRE, RUE DE L'ANCIENNE-COMÉDIE, 26.

1853

HYGIÈNE

MÉDICALE

DU VISAGE

ET DE LA PEAU.

PARIS. — IMP. DE SIMON RAÇON ET Ce, RUE D'ERFURTH, 1.

HYGIÈNE
MÉDICALE
DU VISAGE
ET DE LA PEAU
FORMULAIRE DE LA BEAUTÉ

INDIQUANT LES MOYENS

De conserver l'éclat du teint et les fraîcheurs de la peau — De dissiper les rougeurs boutons, taches, éphélides, dartres et autres altérations cutanées — De prévenir et de redresser les difformités du visage, etc.

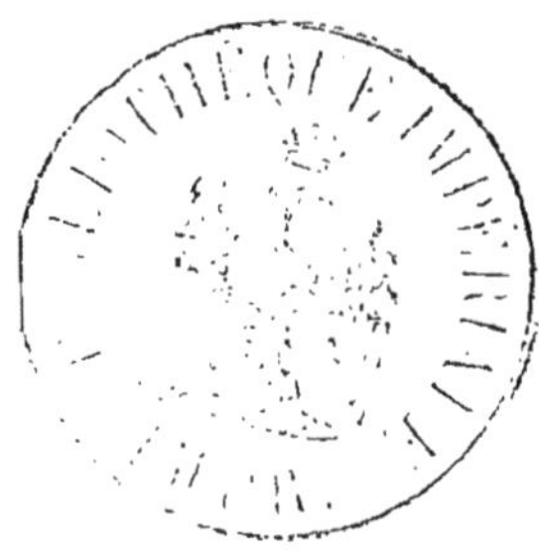

PAR A. DEBAY.

TROISIÈME ÉDITION

PARIS

CHEZ L'AUTEUR, RUE LEPELLETIER, 19.

ET CHEZ

J. MASSON, LIBRAIRE, RUE DE L'ANCIENNE-COMÉDIE, 26.

1853

APPRÉCIATION

DE L'OUVRAGE

PAR UN PROFESSEUR.

Trois éminentes qualités distinguent cet ouvrage : — la clarté du style, — la précision, l'exactitude des descriptions physiologiques, — l'excellence des conseils hygiéniques et des formules cosmétiques ; qualités qui marchent rarement ensemble dans les livres de science.

Les questions traitées dans ce petit volume sont palpitantes d'intérêt, et s'adressent à tout le monde : il s'agit de la *santé* et de la *beauté !* — Combattre et redresser les difformités physiques, corriger les vices de direction, de formes et de couleur, effacer les imperfections de la peau, substituer enfin la beauté à la laideur, tel est le but que M. A. DEBAY s'est proposé d'atteindre. A ce point de vue, son ouvrage est d'une incontestable utilité pour l'un ou l'autre sexe. Tout le monde voudra le lire, car il n'est personne, même les plus jolies femmes, qui n'aient quelque légère imperfection, quelque petit défaut, soigneusement caché, dont elles désirent vivement se débarrasser.

L'*Hygiène médicale du visage et de la peau* renferme tout ce que l'art dermatologique et calliplastique offre de plus saillant. Le nez, les yeux, la bouche, etc., etc., y sont décrits avec les indications hygiéniques favorables à chacun d'eux. C'est un manuel complet d'hygiène et de cosmétique ; cette dernière y est traitée à la hauteur de la science médico-chimique. On y trouve l'analyse des compositions funestes que vend le charlatanisme, accompagnée d'observations bien propres à ôter toute envie de faire usage des cosmétiques provenant de cette source.

La brochure se termine par un formulaire où sont détaillées les préparations les plus efficaces pour entretenir la fraîcheur de la peau, ou la débarrasser des taches, boutons, rougeurs et autres affections qui en ternissent le poli ou la blancheur.

La lecture de cet ouvrage donne une idée nette des admirables fonctions de la peau et de l'action funeste des mauvais cosmétiques ; elle apprend une infinité de choses et de circonstances intimement liées à la santé et à la beauté du corps. Grâce à la manière de développer son sujet, M. Debay a produit une œuvre qui popularisera les préceptes d'hygiène dans toutes les classes de la société.

Il y a un immense travail et une foule d'aperçus nouveaux dans le petit volume que l'auteur offre au public ; nous le félicitons sincèrement, et croyons que bien des œuvres couronnées n'ont ni le mérite, ni l'utilité de son ouvrage.

HYGIÈNE

MÉDICALE

DU VISAGE

ET DE LA PEAU.

CHAPITRE PREMIER.

DE LA PEAU EN GÉNÉRAL.

DE SES FONCTIONS ET DE SES USAGES.

La peau est, de tous les organes, celui qui offre le plus d'étendue ; elle pénètre dans toutes les ouvertures, s'insinue dans les interstices et accomplit plusieurs fonctions importantes. C'est à sa surface que viennent s'épanouir les nerfs des sens et que s'opèrent les phénomènes tactiles ; c'est par elle que l'homme se trouve en rapport avec tout ce qui l'entoure ; c'est elle, enfin, qui, la première, reçoit les impressions de plaisir et de douleur perçues par le cerveau. Mais,

2

si la peau remplit le principal rôle dans la vie de relation, elle en joue un autre non moins important, comme organe sécréteur, exhalant et absorbant. Sous ce point de vue, elle est le grand émonctoire du corps, c'est-à-dire qu'elle élimine, par la transpiration et autres excrétions, tout ce qui pourrait devenir nuisible à l'économie ; elle débarrasse les organes des principes âcres, irritants ou morbifiques résultant des diverses décompositions et sécrétions : à sa surface s'opère donc une véritable épuration du sang. De plus, la sécrétion sébacée et la transpiration insensible, ou *perspiration*, s'opposent au dessèchement de l'épiderme et maintiennent la chaleur vitale dans un équilibre parfait. Ainsi que, dans le règne végétal, l'écorce abrite l'aubier, de même la peau protége les organes sous-jacents ; elle remplit des fonctions relatives aux viscères intérieurs et jouit d'une vie propre ; c'est en vertu de ce mode d'existence qu'elle nous avertit, par l'augmentation ou la diminution de sa chaleur, de sa couleur, par son humidité ou sa sécheresse, des diverses altérations qu'éprouve la santé.

La peau a des relations si multipliées avec les organes intérieurs, que la santé dépend, en général, de la régularité de ses fonctions, et que leur irrégularité amène inévitablement un trouble plus ou moins sensible dans l'économie.

Plusieurs savants médecins et philosophes ont

avancé que la santé se trouvait moins souvent altérée, et que la longévité était plus commune dans l'antiquité que chez les modernes, parce que les anciens faisaient un fréquent usage du bain, des frictions, du massage, et entretenaient ainsi la propreté, la vitalité de la peau. La fameuse théorie du rajeunissement a été, en grande partie, basée sur l'absorption cutanée des émanations vivifiantes. Du reste, il est incontestable que les personnes qui soumettent journellement leur peau à des soins hygiéniques éclairés conservent fort longtemps un air de fraîcheur et de jeunesse. Or, la propreté de la peau est, pour les dames, une des conditions essentielles de la conservation de leurs charmes.

Les principaux caractères d'une belle peau sont : la souplesse, la douceur, le poli, la fraîcheur, la couleur blanche ou teintée de rose, selon les parties du corps; enfin, elle doit offrir cette fermeté, cette transparence et cette résistance élastique qui sont les attributs d'une brillante carnation. Ces qualités sont tellement indispensables à la beauté de la peau, que la cosmétique semble n'avoir d'autre but que celui de les conserver, lorsqu'elles existent, ou de les développer lorsqu'elles font défaut.

Or, si l'on réfléchit à ces vérités physiologiquement démontrées, que la peau est l'organe qui occupe le plus d'espace, qui offre le plus d'étendue, qui a le plus de sympathies avec les autres organes ; si l'on fait attention à cette multitude innombrable de vaisseaux de tous genres, de nerfs, de canaux, qui la traversent, de petites glandes qu'elle loge dans son épaisseur ; si l'on considère son importance dans les absorptions et les excrétions, si l'on admet qu'elle est plus exposée que tout autre système aux influences pernicieuses des corps environnants ; si l'on tient compte enfin des nombreuses maladies, tant par causes internes que par causes externes, qui peuvent l'affecter, on concevra sans peine combien il est essentiel de veiller incessamment à écarter de la peau tout ce qui pourrait nuire au libre exercice de ses fonctions, et à l'entourer, au contraire, de tous les soins que l'hygiène et la cosmétique mettent à notre disposition.

CHAPITRE II.

LA PEAU.

SA DESCRIPTION ANATOMIQUE ET PHYSIOLOGIQUE (1).

La membrane qui sert d'enveloppe au corps entier se compose de quatre éléments distincts : 1° le *derme;* 2° le *tissu papillaire;* 3° la *couche muqueuse ;* 4° l'*épiderme.*

Le **premier élément**, en procédant de l'intérieur à l'extérieur, c'est-à-dire de la partie profonde à la superficie, est le *derme*, qui représente la base du système cutané. Cet élément soutient et protége toutes les autres parties constituantes de la peau.

Le *derme* est de nature fibro-celluleuse ; il constitue un réseau très-résistant, peu ostensible, à mailles très-serrées qui sont traversées, en tous sens, par une prodigieuse quantité de nerfs, de vaisseaux sanguins et lymphatiques, de petits conduits sécréteurs et ex-

(1) Nous engageons vivement le lecteur à lire avec attention la description de la peau et à bien retenir le mécanisme de ses fonctions, parce que cette lecture le prémunira contre une foule d'influences et de soi-disant cosmétiques aussi nuisibles à la beauté qu'à la santé

créteurs, d'une infinité de follicules et de glandes microscopiques, allant s'épanouir au-dessous de l'épiderme. La face interne du derme repose sur le tissu cellulaire et les muscles ; une multitude de petites glandes, qui ne peuvent être aperçues qu'à l'aide d'un bon microscope, sont logées dans son épaisseur. Ces glandes microscopiques possèdent toutes un canal destiné à porter sur différents points les produits de leur sécrétion ; on en compte cinq espèces :

Les *blennogènes*, sécrétant la matière muqueuse blanche ;

Les *chromatogènes*, sécrétant la matière colorante de la peau ;

Les *trikogènes*, engendrant les bulbes pileux ;

Les *sébacées*, sécrétant une humeur onctueuse et lubrifiante ;

Les *sudoripares*, sécrétant la sueur.

Situées dans l'épaisseur du derme, les glandes blennogènes élaborent une matière muqueuse blanche ; un conduit excréteur part de leur sommet et va s'ouvrir dans l'enfoncement du corps papillaire.

Les glandes chromatogènes, placées à côté des blennogènes, sont également pourvues d'un canal excréteur s'ouvrant dans les interstices papillaires, un peu au-dessus des orifices blennogènes.

Les glandes ou follicules trikogènes naissent dans la partie profonde du derme et s'ouvrent dans le tissu cellulaire sous-cutané.

Les glandes sébacées ont la forme de petites utricules allongées et sécrètent une humeur onctueuse à odeur forte, qui sert à lubrifier la peau de certaines régions du corps ; leur canal excréteur adossé à celui des follicules pileux s'ouvre souvent dans ce dernier : c'est ce qui explique l'apparition de petits poils sur la pointe du nez. Les orifices sébacés, comme nous le verrons plus loin, sont sujets à une dilatation qui se manifeste à la surface de la peau par des points noirs auxquels on a donné le nom de *tannes*.

La sécrétion sébacée varie de quantité et d'odeur, selon les climats, les âges, les tempéraments et les races ; elle n'est point la même chez l'homme brun, blond, roux, cuivré ou nègre. Chaque individu a sa peau spéciale et une odeur *sui generis*.

Les glandes sudoripares sont logées dans le tissu graisseux ; elles possèdent des canaux élastiques et contournés en spirale qui, traversant toute l'épaisseur de la peau, vont s'ouvrir à sa surface externe par un orifice garni d'une petite valvule épidermique.

Ainsi, dans l'épaisseur du derme, qui n'est que de 7 millimètres, existent cinq systèmes glandulaires, sans compter les vaisseaux sanguins, lymphatiques, exhalants et absorbants, dont nous parlerons tout à l'heure.

Deuxième élément. — Le *tissu papillaire.* — C'est un tissu délicat, composé de vaisseaux capillaires et de nerfs s'élevant et se repliant sur eux-mêmes en forme de paraboles concentriques; les papilles qui résultent de cet entrelacement sont plus développées à la pulpe des doigts que partout ailleurs et constituent le sens du *tact* en général et le *toucher* en particulier. Les papilles ont un reflet nacré; elles sont formées par les nerfs sous-cutanés qui retournent se perdre dans les plexus d'où ils étaient sortis. Plus ces papilles sont développées, plus la sensibilité est exquise; l'exercice fait acquérir a[illegible] du toucher une finesse qui tient du prodige. Les aveugles offrent, à cet égard, des exemples fort remarquables.

Troisième élément. — *Couche muqueuse-pigmentaire.* — Cette couche est formée : — 1° par la matière muqueuse que versent, dans les interstices du corps papillaire, les canaux excréteurs des glandes *blennogènes;* — 2° par la matière colorante que les canaux excréteurs des glandes *chromatogènes* apportent à la surface de la matière muqueuse blanche. C'est de cette matière colorante nommée *pigment* que dépendent la couleur et les teintes diverses de la peau et des cheveux de l'homme.

D'après les travaux microscopiques des anatomistes et des physiologistes les plus distingués, l'enduit pigmentaire a l'aspect de corpuscules ovales et aplatis. Ces corpuscules, formant une couche mince et uniforme, sont limpides et transparents; au contraire, lorsqu'ils se trouvent superposés les uns sur les autres, ce qui rend par conséquent leur couche plus épaisse, ils perdent leur transparence et donnent à la peau une couleur qui varie du jaune au brun-noir. Ce phénomène donne l'explication des différentes teintes qu'offre la peau de certaines parties du corps, telles qu'aux aisselles, au pourtour de l'anus, du sein, etc. Ainsi, moins l'enduit pigmentaire est épais, plus la peau est blanche; au contraire la couleur de celle-ci se rembrunit en raison de son épaisseur, et il reste aujo[illegible]ui démontré que la couleur de l'enveloppe cutanée dépend entièrement de la présence du pigment; les parties où cette matière manque sont toujours décolorées, blafardes, et constituent des maladies nommées *leucopathies, albinisme.*

Les races humaines offrent des différences bien tranchées dans l'épaisseur et la couleur du pigment. Dans la race blanche, il est peu épais et blanc ou légèrement teinté de rose. Dans la race cuivrée, il est plus épais et jaunâtre. — Chez les nègres, il est noirâtre, et son épaisseur, très-remarquable, lui donne les caractères d'une membrane. Cette circonstance, jointe à la densité de l'épiderme, concourt à rendre la peau du nègre beaucoup moins sensible que celle du blanc.

La couche pigmentaire de la race blanche offre diverses nuances, du blanc perlé au gris-brun, ce qui produit les variétés de peaux plus ou moins blanches, plus ou moins brunes; la preuve convaincante de cette vérité est écrite sur les cicatrices provenant de plaies qui ont détruit les utricules chromatogènes. Lorsqu'un nègre s'est fait une blessure, il en résulte une cicatrice dont la couleur est toujours plus claire que celle de la peau circonvoisine. Les profondes cicatrices, chez les blancs, restent ordinairement blafardes et ne se colorent presque jamais; cependant, l'art callidermique, ainsi que nous le verrons plus loin, est quelquefois parvenu à recolorer les cicatrices du visage, en les faisant traverser par quelques vaisseaux sanguins.

Cette démonstration doit faire comprendre aux femmes que tous les secrets merveilleux pour blanchir un teint naturellement jaune ou brun sont d'effrontés mensonges dont elles ne doivent point être dupes; car, pour blanchir la peau jaunâtre d'un sujet bilieux, il faudrait changer le mode de sécrétion de l'appareil chromatogène, ce qui jusqu'ici a été, sinon impossible, du moins au-dessus des efforts de la science.

La nature, dont nous ignorons encore la plupart des secrets, la nature seule opère quelquefois la décoloration des peaux brunes ou noires par la résorption du pigment, et il arrive alors que les parties du corps où s'est faite cette résorption deviennent parfaitement blanches. D'autres fois, le contraire a lieu, le pigment s'épaissait, se brunit, et la peau la plus blanche passe au jaune, au brun foncé. Ces phénomènes, dont la cause nous est restée cachée, ont été observés par beaucoup de savants et se renouvellent tous les jours.

Buffon et Blumenbach ont vu, chez plusieurs nègres, l'ébène de la peau s'éclaircir graduellement et passer du blanc jaunâtre au blanc mat, sans qu'on pût attribuer ce changement à aucune maladie de peau.

Bomare cite une paysanne dont le ventre passait au brun n[illegible] chaque grossesse et reprenait sa blancheur naturelle après l'accouchement.

Camper fait mention d'une dame de haut rang, favorisée d'une peau très-blanche et d'un fort beau teint, qui brunissait complétement dès le troisième mois de sa grossesse. De même que la paysanne citée, la blancheur de la peau et la fraîcheur du teint de cette dame reparaissaient un mois après ses couches.

Strack a rapporté l'observation d'un Allemand qui devint aussi noir qu'un nègre à la suite d'une fièvre typhoïde.

Lecat, Godwin, Wel, Rostan et Chomel, ont recueilli une foule d'observations curieuses d'individus qui ont éprouvé un changement partiel de couleur, du jaune clair au noir foncé.

Klinkosh a donné l'observation d'un nègre qui, sans être malade, perdit sa couleur d'ébène et prit celle d'un blanc affecté de jaunisse.

Caldani a publié un mémoire fort curieux sur un nègre qui, arrivé fort jeune à Venise, où il exerça le métier de cordonnier, perdit, en grandissant, sa couleur naturelle et offrit à vingt ans une peau d'un blanc jaunâtre.

Chez un grand nombre de femmes, la couleur brune de l'auréole du mamelon se fonce et s'élargit considérablement pendant la grossesse. Après l'enfantement, cette auréole reprend peu à peu sa couleur et ses limites primitives.

Le savant physiologiste Müller a démontré que, dans les affections où la peau bleuit et noircit, comme dans les *cyanoses*, les *mélanoses*, cette couleur anormale dépendait de l'épaississement de la couche pigmentaire, dont la sécrétion augmente selon le genre et l'intensité de la maladie.

Enfin, un fait que tout le monde est à même d'observer, c'est l'apparition des taches de rousseur sur les peaux les plus blanches, les plus unies, taches qui, quelquefois, disparaissent complétement après une maladie, ou qui se modifient vers l'âge de vingt-cinq à trente ans, se délayent, blanchissent et s'effacent.

Les causes de la disparition des taches brunes de la peau se trouvent naturellement dans la résorption du pigment anormal qui les constituait; mais comment la nature procède-t-elle à cette résorption? c'est ce que nous ne savons pas encore, c'est ce que l'art découvrira peut-être un jour (1).

(1) Après de longues recherches et de nombreuses expé-

Quatrième élément. — *Épiderme.* — L'épiderme ou surpeau est produit par la couche muqueuse que sécrètent les glandes blennogènes. Voici comment a lieu sa transformation : au-dessus de l'enduit pigmentaire se fait une légère transsudation du mucus blennogène (*couche muqueuse*) ; bientôt ce mucus se durcit, se fendille et donne naissance à de petites écailles superposées les unes sur les autres dans l'ordre de leur formation, c'est-à-dire que les premières sont poussées à la superficie de la peau par celles qui se forment au-dessous. Ces écailles, qu'on aperçoit facilement à l'aide du microscope, sont dépourvues de toute sensibilité ; elles tombent et se régénèrent incessamment, ainsi que cela se voit à la peau du crâne ; d'autres fois, elles s'épaississent, se durcissent et forment une substance cornée, comme aux pieds, aux mains et à toutes les parties sujettes au frottement. Si toutes les couches épidermiques qui tombent restaient inhérentes à la peau, toute la surface de notre corps serait en peu de temps recouverte d'une callosité générale.

Les forgerons, les mineurs, les bûcherons et tous les individus qui se livrent à de rudes travaux de mains ont la peau de ces organes très-dure et, le plus

riences, nous sommes enfin parvenu à découvrir un moyen d'agir sur le pigment et de détruire les taches de rousseur, ainsi que les signes de couleur brune qui affligent tant de jolis visages. Voyez plus loin à la page 59.

souvent, calleuse. On peut leur enlever, avec un instrument tranchant, plusieurs lignes d'épiderme sans qu'ils éprouvent la moindre sensation de douleur. Nous verrons que les cors, durillons et callosités sont exclusivement dus au frottement et à l'épaississement de l'épiderme.

L'épiderme ne possède aucune vitalité : il est jeté, comme une gaze, sur les papilles nerveuses, pour les préserver du contact des corps extérieurs. La chaleur intense et le froid très-vif, de même que le frottement, épaississent l'épiderme, et le sens du tact perd de sa délicatesse. Les habitants des régions tropicales où les cieux sont ardents, les hordes confinées aux terres glacées des zones polaires ont la peau infiniment moins sensible que les peuples qui habitent les climats tempérés. L'expérience a prouvé que, pour opérer la vésication sur la peau d'un nègre ou d'un Lapon, il fallait une action vésicante double de celle exigée pour un Européen. Cette immunité des races nègres et rouges de résister plus que la race blanche aux intempéries et à l'action irritante des corps extérieurs dépend aussi, d'après le savant Lamark, de la couche pigmentaire, qui, chez eux, constitue une véritable membrane.

L'analyse chimique a donné, pour 100 parties d'épiderme, la composition suivante :

Matière cornée.	93,95	»
Gélatine.	5, 0	»
Graisse.	0, 5	»
Sels acides et oxydes.	1 0	»
	100,00	»

Toute la surface de la peau est criblée d'une infinité de petits trous imperceptibles à l'œil, que l'on désigne sous le nom générique de *pores*. Les pores sont les orifices des vaisseaux exhalants et absorbants qui jouent le plus grand rôle dans les fonctions de la peau. Le nombre de ces vaisseaux a été estimé à deux billions cent soixante millions pour toute la surface du corps.

La peau exhale incessamment par les pores une humeur plus ou moins abondante, selon les climats, les tempéraments et les saisons. La partie aqueuse de cette humeur se vaporise dans l'air; la partie onctueuse reste appliquée à la superficie de la peau, où elle finirait par former une couche écailleuse, si les ablutions, les bains ou le frottement des habits ne s'opposaient à son agglomération. Chez les paysans, à qui le bain est presque inconnu, la peau du corps, lorsqu'on la frotte, laisse tomber une poussière blanchâtre qui n'est autre chose que cette matière onctueuse desséchée.

VAISSEAUX EXHALANTS.

On donne le nom de vaisseaux exhalants aux conduits excréteurs des glandes *sudoripares*, situées dans l'épaisseur du derme. Ces vaisseaux, qui vont s'ouvrir à la surface de la peau par un orifice ordinairement fermé d'une valvule épidermique, livrent sans cesse passage à une exhalation appelée *perspiration* lorsqu'elle est insensible, et *transpiration* lorsqu'elle se manifeste sous forme de sueur.

Les expériences de Sanctorius, célèbre médecin du dix-septième siècle, donnent l'exacte mesure des pertes que nous faisons sans cesse par la peau et la respiration. Ce savant, doué d'une constance qui n'a pas encore trouvé d'imitateurs, s'établit, durant trente années consécutives, dans une balance, prenant note, chaque jour, de l'augmentation du poids de son corps après le repas, et de sa diminution après les excrétions. Il trouva qu'il perdait par l'exhalation pulmonaire et cutanée, savoir :

Au printemps,	14 onces	en douze heures.
En été,	18 —	—
En automne,	17 —	—

Les pertes diminuaient graduellement à mesure que le froid augmentait, de façon qu'à la fin de l'automne elles étaient réduites à 8 onces et en hiver à 7.

D'après les recherches de Lavoisier et de Séguin, la moyenne de la perte par l'exhalation est de 18 grains par minute, dont 11 proviennent de la transpiration cutanée et 7 de l'exhalation pulmonaire.

Immédiatement après avoir mangé, l'exhalation est moindre. — Pendant une bonne digestion, la perte est plus considérable; elle diminue, au contraire, pendant les digestions laborieuses ou mauvaises.

La plus grande perte est de cinq livres dans l'espace de vingt-quatre heures; — la moindre est d'une livre et demie à deux livres dans le même espace de temps.

L'abondance et la diminution de l'exhalation dépendent aussi de l'état de l'atmosphère et de celui du corps.

Les évaluations récentes de notre savant chimiste Dumas sont à peu près les mêmes.

Mais les chiffres donnés par les savants expérimentateurs dont nous venons de citer les noms ne peuvent s'appliquer strictement à tous les individus: car l'exhalation cutanée et pulmonaire est subordonnée non-seulement aux climats, à l'état de l'atmosphère, aux âges, aux tempéraments, aux professions; elle l'est encore à l'abondance ou à la diminution des autres sécrétions, telles que celles de l'urine, de la salive, etc. Il est des personnes qui suent beaucoup sans agir; tandis que d'autres ne transpirent presque point, même pendant l'activité physique. La transpiration, lorsqu'elle n'est point le résultat de l'exercice, est un signe de faiblesse, d'atonie de la peau, ou l'indice d'une lésion organique profonde, comme les sueurs nocturnes dans la phthisie pulmonaire.

Selon les âges, les tempéraments, les sexes et les races, la transpiration cutanée exhale une odeur particulière plus ou moins appréciable : — La transpiration des enfants n'a que peu ou point d'odeur ; — celle des adultes est à peine sensible à l'odorat ; — celle de l'âge mûr, au contraire, a une odeur bien déterminée. — La sueur des hommes est, en général, plus odorante que celle des femmes. — Les roux ont une transpiration forte et quelquefois d'une odeur très-désagréable.

Certaines races d'hommes exhalent une odeur caractéristique ; ainsi, la sueur du nègre sent l'oignon ; celle du Caraïbe sent l'ail ; les peuples qui se nourrissent de laitage sentent le lait acide; les peuples ichthyophages, c'est-à-dire qui se nourrissent exclusivement de poisson, répandent une forte odeur de poisson.

Le professeur Rayer rapporte qu'une femme, entrée à l'hôpital de la Charité, offrait le phénomène de sueurs musquées; il s'assura lui-même que cette odeur ne dépendait nullement de l'usage intérieur ou extérieur du musc. Les sueurs de cette femme, soumises à l'analyse chimique, donnèrent une matière octueuse analogue à l'humeur sécrétée par les animaux dits *porte-musc*.

Les sueurs affectent aussi diverses couleurs, rouge, orangée, bleue, jaune, verte, etc., ainsi que l'ont observé plusieurs médecins, parmi lesquels nous citerons Borel, Bartholin, Alibert, Richerand, Billard et Conradi; ce dernier a vu deux femmes dont l'une suait un liquide bleu inodore et l'autre une eau verte d'une odeur fort désagréable.

Billard a publié une observation de sueurs bleues d'autant plus remarquable, que la peau en restait tachée et simulait la maladie appelée *cyanose*. Lorsqu'on essuyait ces sueurs avec un linge rude et qu'on lavait la partie à l'eau chaude, la peau redevenait blanche. La jeune femme qui présentait ce phénomène suait à la moindre fatigue, et son visage, pendant une émotion, bleuissait au lieu de rougir. Elle fut guérie par l'usage d'une tisane alcaline.

La composition chimique de la sueur a été l'objet des travaux de plusieurs savants. M. Thénard a trouvé dans un gilet de flanelle porté pendant deux mois :

Des chlorures potassiques et sodiques;
De l'acide acétique;
Des phosphates chalciques et ferriques;
Enfin, des matières animales.

Toutes les régions du corps ne transpirent pas au même degré; les régions où la transpiration est plus abondante sont le front, les lèvres, les aisselles, le creux de la poitrine, les mains, les pieds, les aines, le pubis, etc.

Chez les personnes dont les travaux provoquent la

sueur, ces parties doivent être lavées chaque jour, afin de prévenir la mauvaise odeur et l'occlusion des orifices sudorifères. On sait combien sont dangereuses les transpirations arrêtées, les sueurs rentrées, et à quelle foule de maladies plus ou moins graves elles donnent lieu; il est donc très-important d'éviter toutes les causes qui tendent à arrêter ou à troubler les fonctions exhalantes de la peau.

Nous détruirons ici une erreur, presque générale parmi les gens du monde, concernant les funestes conséquences des *transpirations supprimées*. Ce n'est point parce que la sueur ne peut plus sortir des pores saisis et crispés par le froid, que les transpirations arrêtées sont dangereuses; mais c'est parce que, le mouvement vital ou la turgescence qui existait à la peau venant à cesser brusquement, l'excitation se porte aussitôt sur une autre partie du corps. Ce transport de l'excitation cutanée a ordinairement lieu sur la partie la plus faible, de l'économie ; alors, il arrive que cette partie faible ne pouvant suffire à l'excès de vitalité, s'irrite, se fluxionne et devient le siége d'une inflammation plus ou moins grave. Voilà pourquoi on ne saurait être jamais trop attentif à se tenir sur ses gardes contre les suppressions de transpiration ; et si, par oubli ou imprudence, on n'a pu les éviter, le meilleur moyen de prévenir leurs funestes conséquences est de rappeler sur-le-champ, à la partie refroidie, l'excitation dont elle était le siége.

VAISSEAUX ABSORBANTS.

Aussi nombreux que les exhalants dont nous venons de parler, les vaisseaux absorbants sont fournis par les ramuscules des troncs lymphatiques ; une de leurs extrémités s'ouvre à la superficie de la peau, et l'autre communique avec les canaux sudorifères. Les ramuscules veineux sont également doués de la faculté absorbante, et leur rapidité d'action, à cet égard, serait supérieure à celle des lymphatiques.

Les vaisseaux absorbants, ainsi que leur nom l'indique, absorbent tous les corpuscules gazeux fluides ou solides assez ténus pour passer dans leurs étroits canaux, puis ils les versent dans le torrent de la circulation ; celle-ci, à son tour, les charrie dans les divers organes du corps. C'est par une semblable absorption que les substances médicamenteuses vont porter leur action spécifique sur tel ou tel organe, et c'est sur la connaissance de cette action élective qu'est basée la *thérapeutique*, ou science des médicaments.

On retrouve dans le sang non-seulement les molécules des substances végétales et animales, mais on y retrouve aussi les molécules des substances minérales dont l'absorption s'est emparée : le mercure, le cuivre, l'arsenic, etc., etc., ont été retirés du sang et du parenchyme des organes, à l'état métallique. Or, si la molécule absorbée est un poison, le sang et les organes en seront nécessairement empoisonnés.

On conçoit, dès lors, tous les dangers qu'il peut y avoir à se servir des eaux, huiles, pommades, onguents, poudres et autres cosmétiques dont la composition est tenue secrète. La prudence exige qu'on n'emploie, pour sa toilette, que les cosmétiques reconnus et approuvés par l'Académie de médecine.

Une autre absorption non moins à craindre est celle des émanations animales répandues dans l'air confiné des lieux encombrés de personnes. Mais l'absorption la plus funeste est celle du miasme paludéen, qui développe ces fièvres redoutables désignées sous le nom de fièvres des marais ou miasmatiques. Enfin, ces terribles fléaux qui désolent parfois le genre humain, la peste, la fièvre jaune, le choléra, etc... peut-être ne sont-ils dus qu'à l'infection miasmatique de l'air dont les courants vont empoisonner les contrées sur lesquelles ils passent.

Ainsi donc, les personnes qui veulent conserver leur beauté inséparable de la santé doivent, autant que possible, s'abstenir de ces longues soirées passées dans des salles de bal, de concert, de spectacle, où l'air est vicié par la respiration et les émanations cutanées d'une foule d'individus, parmi lesquels beaucoup sont atteints de diverses maladies.— Ne jamais s'exposer le soir, et surtout la nuit, aux effluves des marais, des ruisseaux fangeux, aux exhalaisons des fumiers ou immondices entassés dans les campagnes. C'est particulièrement lorsque le soleil a quitté l'horizon que l'action des miasmes est plus pernicieuse; on doit redouter leur voisinage et s'en éloigner au plus vite.

De même que nous avons donné, plus loin, des exemples sur la fonction exhalante de la peau, nous allons en fournir quelques-uns sur sa fonction absorbante.

Le célèbre physicien Fontana, voulant savoir combien son corps absorberait d'eau atmosphérique pendant un temps humide, se pesa exactement dans une balance, et alla se promener, pendant une heure, à la campagne. A son retour, s'étant remis sur la balance, il trouva son poids augmenté de quatre onces. Quelques jours après, il répéta la même expérience, par un temps très-sec, et s'assura que son corps avait plutôt diminué de poids qu'augmenté; d'où il conclut que les vaisseaux absorbants pompaient l'humidité de l'air.

Le professeur Richerand expérimenta d'une manière qui ne laissait rien à désirer sous le rapport de l'exactitude. Il commença par déterminer le poids de son corps dans une balance, puis il plaça ses deux mains dans un vase contenant deux kilogrammes d'eau; les ayant retirées au bout d'une demi-heure, il vérifia que l'eau avait perdu quatorze décigrammes; et, s'étant replacé sur la balance, il trouva le poids de son corps augmenté des quatorze décigrammes manquant aux deux kilogrammes d'eau.

Un jeune homme, entré dans un bain à la température de vingt-cinq degrés, pesait, après y être resté un quart d'heure, quatre-vingt-dix décigrammes de plus. Mais si l'on tient compte de la perte faite par l'exhalation pulmonaire, estimée à cinquante-deux décigrammes, on doit porter l'absorption de l'eau, dans un bain, à cent quarante-deux décigrammes. Ce jeune homme avait absorbé trois cent soixante-deux décigrammes au bout de trois quarts d'heure, et quatre cent soixante-cinq après une heure.

— Des marins, privés d'eau potable depuis plusieurs jours, pendant une longue traversée, et dévorés par une soif ardente, eurent l'idée de s'envelopper, tout nus, de draps mouillés d'eau de mer. Une demiheure après cette opération, ils sentirent leur soif se calmer, et furent rafraîchis.

—On a nourri des malades qui ne pouvaient prendre aucune espèce d'aliments ni par la bouche ni par l'orifice anal, en les enveloppant de linges imbibés de bouillon de viandes.

— Un bain préparé avec une forte décoction de têtes de pavots endort le baigneur comme s'il eût pris une potion opiacée.

— Un bain composé de substances purgatives produit le même effet qu'un purgatif administré par la voie de l'estomac ou de l'intestin.

Chez les anciens, on se purgeait au moyen de *boules* dites *purgatives*, qu'on tenait dans les mains. Or l'effet purgatif ne pouvait qu'être le résultat de l'absorption. — Les médecins administrent, tous les jours, certains médicaments, soit en frictions, soit en les mettant en contact avec la peau pendant un temps plus ou moins long ; c'est ce qu'ils nomment la *méthode endermique.*

— Des fumigations mercurielles ont, chez beaucoup d'individus, occasionné une abondante salivation et ulcéré la muqueuse buccale.

— Une femme ayant pris un bain de siége dans une baignoire où son mari, empailleur d'oiseaux, avait oublié une certaine quantité de pâte arsenicale, fut saisie de coliques atroces, et mourut empoisonnée peu de jours après.

— Quelques grains d'émétique appliqués sur un vésicatoire provoquent le vomissement comme si cette poudre eût été avalée.

— La terrible colique des peintres, nommée aussi colique de plomb, est due à l'absorption des molécules de ce métal.

— L'arsenic appliqué sur la peau dénudée d'un lapin le fait entrer en convulsion et l'empoisonne.

— Une goutte d'acide hydrocyanique mise sur l'œil d'un pigeon le tue instantanément.

— Ces exemples, qu'il serait facile de multiplier, démontrent suffisamment la grande activité des fonctions absorbantes de la peau; puissent-ils inspirer aux lecteurs de justes craintes et une aversion invincible pour tous ces cosmétiques et ces secrets dont la brillante étiquette n'est point revêtue de la sanction académique!

CHAPITRE III.

HYGIÈNE GÉNÉRALE DE LA PEAU.

Un teint frais et légèrement animé est au visage ce qu'un rayon de soleil est à une belle nature. La blancheur, le poli, la souplesse, la transparence et la fraîcheur de la peau sont des conditions indispensables à la beauté complète de la femme. Malgré la perfection des formes, la beauté n'a plus le même attrait, ne produit plus la même impression, si la peau est défectueuse. Le but de l'*hygiène*, et surtout de la *cosmétique* ou art d'embellir, est de donner et de conserver à la peau ces précieuses qualités. Les femmes accueillent, en général, avec empressement tous les secrets de toilette que prône l'industrie, dans l'espoir d'ajouter un charme de plus à leurs attraits, ou de faire oublier, par l'éclat de leur peau, ce que les formes et contours pourraient avoir d'imparfait.

Les causes nombreuses qui dégradent les qualités d'une belle peau se distinguent en extérieures et intérieures.

Causes ou influences extérieures. — Elles agissent immédiatement sur la peau, comme le froid, le chaud, les variations brusques de température, les frottements prolongés, les ligatures, les compressions, les coups, le contact de substances âcres, brûlantes, acides, astringentes; les vinaigres de toilette, les eaux virginales, les savons chargés de soude ou de potasse; les cold-creams, pommades et pâtes rances ou qui contiennent des sels astringents, des principes nuisibles; enfin, cette foule de préparations que vend la parfumerie ignorante, qui ne vise qu'à flatter les yeux et l'odorat par l'élégance de l'enveloppe et l'odeur, sans se mettre en peine de l'action chimique du contenu. Ces diverses préparations, dont quelques-unes semblent d'abord nettoyer, blanchir, tonifier, rafraîchir la peau, en réalité, la dessèchent, la durcissent ou la rendent luisante, la tannent et lui font perdre sa fraîcheur. Mais ce sont surtout les blancs de fard qui sont les plus mortels ennemis de la peau ; ce sont eux qui la plombent et la dégradent en peu de temps. Aux dames qui l'ignoreraient nous apprendrons que tous les blancs en usage sont des composés de plomb et de bismuth, métaux dangereux dont l'action ne se borne pas seulement à la peau, mais qui jaunissent même les ongles, les dents et n'occasionnent que trop souvent de graves désordres dans la santé. Le seul blanc dont on puisse garantir l'innocuité est le blanc de silice ou le *blanc callidermique* complétement exempt de plomb et de bismuth. Nous ne saurions trop répéter aux dames soigneuses de leur beauté de rejeter toutes les préparations merveilleuses dont l'origine est inconnue, et de n'accepter que celles dont l'inventeur offre, par ses études chimiques, physiologiques et médicales, une garantie scientifique.

Moyens généraux pour prévenir et combattre les altérations dermiques par influence extérieure. — Le moyen prophylactique le plus rationnel est de soustraire la peau à l'action des causes nuisibles et de l'entourer de tous les soins qui doivent concourir à la conservation de sa beauté.

En tête des moyens hygiéniques nous placerons la propreté, parce qu'elle est amie de la santé, tandis que la malpropreté est l'ennemie déclarée de sa fraîcheur et de sa beauté. Nous comprenons dans ces moyens les bains, demi-bains, ablutions, lavages, frictions, massages, enfin tout ce qui peut nettoyer l'épiderme des impuretés que la transpiration et les corps étrangers apportent à sa surface. Viennent ensuite une foule de préparations cosmétiques dont quelques-unes sont efficaces, mais dont le plus grand nombre, stériles ou dangereuses, ne se font remarquer que par l'étrange bizarrerie de leur composition. Parmi les préparations rationnelles on distingue : les eaux de fraises, — de cerfeuil, — de lin, — de mauves, — de guimauves, — de lis, — de mélilot ;

— les pleurs de la vigne ; — l'eau distillée de miel, — de fleur de fèves, — de roses ; — le suc du melon, — le suc de l'orge encore verte ; — les émulsions de semences froides ; — les pâtes, les laits d'amandes ; — les lotions mucilagineuses, émollientes ; — les onctions et embrocations ; — les bains de son, de lait, de gélatine, etc., etc. Nous citerons, comme de beaucoup supérieures à ces préparations, la *crème-neige*, — la *crème onctueuse des dames grecques*, — le *lait d'Hébé* ; — la *pâte* et la *poudre callidermiques* ; — le *bain lacté savonneux, aromatique*, et autres excellents dermophiles indiqués au formulaire de cet ouvrage.

Nous ferons observer au lecteur que les divers moyens précités sont purement hygiéniques, cosmétiques et prophylactiques, c'est-à-dire propres à rafraîchir, embellir et préserver la peau des altérations qui pourraient l'atteindre. — Les affections locales de la peau, survenues pour cause extérieure, n'exigent ordinairement qu'un traitement externe : les irritations légères, les rougeurs cèdent aux émollients, les gerçures, aux onctueux, aux adoucissants ; — les contusions, les ecchymoses se dissipent par des applications résolutives, telles que l'eau blanchie avec quelques gouttes d'extrait de Saturne, et mieux encore avec le lait d'Hébé ; — les éruptions superficielles nommées vulgairement *boutons de chaleur*, *feu du visage*, disparaissent en quelques jours sous la double action d'une tisane laxative et de quelques bains; il en est de même pour les affections locales sans gravité, qui ne dépendent point d'un vice intérieur. Mais, lorsque des irritations plus ou moins étendues, plus ou moins graves, se sont déclarées, les moyens hygiéniques sont insuffisants; un traitement médical basé sur les connaissances anatomique et pathologique de l'organe cutané est tout à fait devenu indispensable. Dans les différents chapitres où il sera parlé des maladies de la peau les plus communes, nous aurons soin d'indiquer le traitement spécial qui convient à chacune d'elles.

Causes ou influences intérieures. — Au nombre des causes internes qui altèrent la beauté de la peau se rangent, en première ligne, les maladies du sang ; les vices dartreux, scrofuleux, syphilitiques, rachitiques, etc. ; les maladies de langueur, les passions tristes, les veilles prolongées, les excès en tous genres ; l'abus des boissons alcooliques, des aliments épicés, salés ou fumés ; les eaux de mauvaise qualité, etc. On conçoit facilement que la guérison des altérations qui dépendent de ces causes sont du ressort de la médecine et non de celui de l'hygiène. En effet, si la fermeté des chairs, la pureté, la souplesse de la peau, si la fraîcheur et l'éclat du teint sont le résultat du parfait équilibre de toutes les fonctions de l'organisme, peut-on espérer de blanchir, avec des cosmétiques, une peau jaune, lorsque cette teinte dépend d'une bile mal élaborée, ou extravasée, comme dans la jaunisse? Peut-on espérer que les cosmétiques donneront au visage les roses de la santé, lorsque sa pâleur dépend d'un état anémique, de flueurs blanches, de tributs lunaires supprimés ou mal payés, de chagrins, de débilité, d'abus dans les plaisirs, etc., etc.? Oh! non, ce serait un fol et vain espoir : tous les cosmétiques sont impuissants contre ces affections; c'est la santé qu'il faut rappeler d'abord, la fraîcheur et la beauté reviendront ensuite.

PRÉCEPTES HYGIÉNIQUES CONCERNANT LA PROPRETÉ DE LA PEAU.

Écarter par des bains, demi-bains, ablutions et lavages toutes les impuretés que la nature élimine et rejette à la surface de la peau.—Prendre souvent des bains tièdes, jamais chauds; les additionner de sous-carbonate de soude ou de potasse, afin d'attaquer et d'enlever les matières grasses.—Se faire frotter, frictionner ou masser, pour détacher le résidu onctueux dont certaines peaux sont recouvertes.—Beaucoup de personnes se figurent avoir la peau nettoyée en sortant du bain. C'est une erreur : qu'elles se donnent la peine de frotter elles-mêmes leurs bras, leurs jambes ou leur poitrine, et elles acquerront la preuve que le bain d'eau simple n'a rien enlevé des impuretés collées à la surface de la peau.

Changer souvent de linge de corps : les personnes

qui portent des vêtements de flanelle sur la peau doivent les changer souvent, parce que la laine s'imprègne facilement des émanations animales.

Entretenir par des ablutions, plusieurs fois répétées par jour, si le cas l'exige, la propreté du visage, des pieds, des mains et de toutes les parties du corps qui sont exposées aux impuretés extérieures, ou sur la surface desquelles les glandes sébacées rejettent leurs produits excrémentitiels.

Favoriser par des soins incessants les fonctions exhalantes de l'organe cutané; car ces fonctions se lient intimement à la santé, et le moindre obstacle apporté à leur libre cours équivaut à une déclaration de maladie.

Veiller enfin à ce que les agents extérieurs, tels que le froid, le chaud, le soleil, les substances irritantes, les frottements, les chocs, etc., etc , ne portent atteinte à l'intégrité de la peau et n'en altèrent le poli, la souplesse et la blancheur.

Il n'existe qu'un seul vrai cosmétique pour nettoyer parfaitement la peau, pour l'assouplir et la blanchir : c'est la **pâte callidermique**. Cette pâte, précieuse découverte de l'art médico-chimique, est, de l'avis de toutes les personnes qui s'en servent, le dermophile par excellence; elle nettoie beaucoup mieux que le savon, et n'a pas ses inconvénients.

On ne doit jamais se laver le visage et les mains dans une eau trop froide ou trop chaude ; et si, pendant l'hiver, on avait été forcé de se laver avec une eau glacée, on se gardera bien de s'approcher immédiatement du feu. — Les dames se garantiront parfaitement des rayons du soleil au moyen d'un voile de gaze fixé sur le devant du chapeau et d'une ombrelle. La couleur blanche est celle qui préserve le mieux. Le voile de gaze garantit également bien la peau des influences nuisibles du froid et de la bise piquante. La *crème-neige* est un excellent préservatif du hâle et des gerçures. Or, les personnes à peau délicate qui, par des circonstances imprévues, seront forcées de braver les ardeurs de l'été ou la bise de l'hiver devront, outre le voile, s'onctionner légèrement le visage de crème-neige : c'est le moyen le plus sûr de braver l'intempérie des saisons et de conserver la fraîcheur de leur teint.

Les dérangements de la santé causés par les rhumes, les fluxions, les maux de gorge, de dents, etc., sont autant d'ennemis contre lesquels la beauté doit se tenir en garde. Les causes les plus fréquentes de ces indispositions naissent des variations brusques de température, contre lesquelles on doit toujours se prémunir. Ainsi, les personnes qui sortent du théâtre, du bal ou de soirée en costume très-léger, devront, pour éviter les funestes conséquences du passage subit du chaud au froid, ne sortir de ces lieux qu'enveloppées dans un manteau ou tout autre vêtement qui puisse conserver la chaleur du corps et défendre la peau contre le froid extérieur. Il est prudent de se coucher lorsqu'on arrive à son domicile : la douce tiédeur du lit et le repos, après une soirée fatigante, rétablissent l'équilibre dans l'économie.

Mais si des affections morales, des excès, des maladies aiguës ou chroniques, une infection du sang, etc., ont desséché. jauni ou altéré la peau ; si cette membrane est devenue le siége d'éruptions exanthématiques, pustuleuses, dartreuses, de taches profondes. etc., c'est en vain qu'on demanderait à l'hygiène la guérison de ces tristes maladies : c'est à l'homme de l'art qu'il faut alors recourir, et non au parfumeur. On doit, dans ce cas, se défier autant des remèdes des charlatans que de ceux des bonnes femmes. Toute personne affligée d'une maladie de peau, par vice intérieur ou infection générale, doit bien se pénétrer de l'inutilité d'une médication purement externe ; le parti le plus sage et le meilleur qu'elle ait à prendre est d'aller consulter un médecin qui fait sa spécialité des maladies de la peau.

CHAPITRE IV.

HYGIÈNE SPÉCIALE.

DE L'ORGANE CUTANÉ.

Dans l'hygiène spéciale, objet principal de cet ouvrage, nous comprendrons l'hygiène médicale de la peau et des divers organes que présente le visage, c'est-à-dire qu'en indiquant les moyens de conserver leur fraîcheur et leur beauté nous exposerons les traitements propres à combattre les altérations qui pourraient les dégrader.

L'enveloppe humaine, la peau, quoique offrant chez tous les individus les mêmes éléments et la même contexture, diffère cependant, d'une manière bien tranchée, selon les climats, les tempéraments, les professions, les sexes, l'âge, etc., etc. Il y a loin de la peau d'une Bédouine, brûlée du soleil, à la peau douce et blanche de la Mauresque ou de l'odalisque; il y a loin de la peau hâlée d'une paysanne de nos campagnes à la peau fine et presque étiolée d'une petite-maîtresse de Londres ou de Paris. De même il existe des différences, très-faciles à saisir, entre les peaux des sujets sanguins, bilieux, lymphatiques. Ces différences dépendent ordinairement du plus ou du moins de développement des tissus vasculaire, glanduleux, nerveux, cellulaire et adipeux de la peau. Pour être laconique et mieux compris, nous diviserons les peaux en deux grandes catégories : les peaux grasses et les peaux sèches.

Dans la première catégorie se trouvent toutes les *peaux grasses* reposant sur un tissu cellulaire abondant, dont les vaisseaux, les glandes lymphatiques et sébacées sont très-développés, et qui fournissent, par conséquent, des sécrétions et des excrétions plus abondantes. Ces peaux coïncident généralement avec un tempérament humide.

A la deuxième catégorie appartiennent les *peaux sèches* reposant sur un tissu cellulaire moins riche, plus rare; dont les sécrétions et excrétions de toute nature sont moins abondantes. Ces peaux se rencontrent chez les tempéraments secs, bilieux et nerveux.

Cette description, quoique très-imparfaite, suffira pour faire comprendre aux gens du monde que l'hygiène de ces deux sortes de peaux ne saurait être la même ; que les corps gras, les substances onctueuses, mucilagineuses, émollientes, etc., qui sont très-favorables aux peaux sèches, ne conviendraient point aux peaux grasses et humides ; tandis que les astringents, les toniques, les siccatifs, etc., qui conviennent parfaitement aux peaux grasses, seraient défavorables aux peaux sèches. Il doit en être ainsi de toutes les substances et préparations cosmétiques. Avant d'en faire usage, il est nécessaire de connaître la classe à laquelle elles appartiennent, et de savoir si elles conviennent au genre de peau sur laquelle on veut les appliquer. (Voyez au chapitre Cosmétique, à la fin de cet ouvrage.)

TABLEAU

Des diverses affections cutanées, localisées aux divers éléments et parties intégrantes de la peau.

Avant d'aller plus loin, nous pensons qu'il sera aussi intéressant que fructueux au lecteur d'embrasser d'un coup d'œil la nombreuse famille des maladies et imperfections de la peau, selon le siége qu'elles occupent et les symptômes qu'elles présentent.

Plusieurs médecins distingués, entre autres M. Baron, se sont livrés à des études microscopiques sur les maladies du derme ; leurs laborieuses recherches les ont conduits à reconnaître que chaque affection cutanée avait son siége distinct dans les diverses couches qui composent le derme ; et que, selon le siége, l'affection offrait des caractères différents.

La peau, ainsi que nous l'avons démontré au chapitre II, est composée de quatre éléments :

Épiderme. — Tissu papillaire, nerveux vasculaire. — Couche muqueuse. — Derme.

Ce dernier loge cinq systèmes de glandes microscopiques : les *blennogènes*, les *chromatogènes*, les *trikogènes*, les *sudoripares* et les *sébacées*. Il est, en outre, traversé par une prodigieuse quantité de vaisseaux sanguins et lymphatiques formant le *tissu vasculaire*.

Lorsqu'une cause quelconque irrite, enflamme, atrophie, hypertrophie ; enfin, altère isolément les éléments de la peau, voici ce qui a lieu relativement à chacun d'eux :

Épiderme. — Son épaississement et son durcissement occasionnent les cors, durillons et autres productions cornées. Mais l'épiderme étant un corps inerte et sans vie, la véritable cause des altérations épidermiques doit être rapportée aux glandes blennogènes.

Tissu papillaire. — Le *prurigo*, ou démangeaisons vives ; l'*urticaire*. l'*anesthésie*, etc., ont leur siége dans ce tissu.

Tissu vasculaire. — Dans l'*érysipèle*, la *roséole*, la *rougeole*, etc., c'est lui qui est affecté. Son attrition, sa rupture, donne lieu aux ecchymoses; sa dilatation, aux taches sanguines, improprement nommées *envies*.

Couche muqueuse, *glandes blennogènes.* — L'altération de ces glandes engendre l'*eczema*, les *éruptions croûteuses*, etc. ; leur atrophie rend la peau sèche et la prédispose aux gerçures; leur hypertrophie, ou excès de sécrétion locale, produit les cors, les verrues, les écailles et autres productions cornées.

Glandes chromatogènes. — Ces glandes, selon leurs sécrétions en trop ou en moins, sont la cause de toutes les colorations et décolorations partielles de la peau. Ainsi le *lentigo*, ou taches de rousseur, est dû à l'épaississement du pigment sécrété par ces glandes; l'*éphélide*, à son altération. Le *vitiligo*, ou décoloration partielle et circonscrite de la peau, résulte de la diminution ou de l'absence de la sécrétion pigmentaire. L'albinisme est le résultat de l'absence totale de la sécrétion colorante.

Les **glandes trikogènes**, selon la cause qui les frappe et leur degré d'altération, donnent naissance aux maladies appelées *lichen*, *favus*, *calvitie*, *alopécie*, et, dans certaines contrées, comme en Pologne, à la *plique polonaise*.

Les altérations des **glandes sébacées** se traduisent par l'*acné*, l'*impetigo*, le *lupus*, la *mentagre*, etc.; la dilatation des conduits excréteurs de ces petites glandes produit les *tannes*, ou petits points noirs dont la peau du visage de certaines personnes est piquée.

Les **glandes sudoripares** frappées d'altération engendrent les *sueurs morbides*, les *sudamina*, les *éruptions miliaires*, etc.

Enfin, le **tissu cellulaire** sous-cutané, sur lequel repose le derme, est le siége du *furoncle*, du *phlegmon* et de diverses inflammations qui se terminent ou par résolution ou par suppuration.

Cet aperçu des maladies localisées de la peau est bien incomplet, sans doute, puisque chacune de ces maladies comporterait la matière d'un volume ; mais nous ne traitons que des altérations superficielles du domaine de l'hygiène ; nous n'écrivons que pour les gens du monde, et particulièrement pour les dames : c'est dire qu'il faut être laconique afin de ne pas ennuyer, et parfaitement clair pour être bien compris. — L'étude de cet aperçu, ainsi que la lecture attentive du chapitre qui traite de la Physiologie de la peau, sont la clef de l'ouvrage. Il est indispensable de bien s'en pénétrer, si l'on veut se rendre compte des modifications morbides que peut éprouver la peau, et des moyens hygiéniques ou médicaux les plus propres à les combattre.

CHAPITRE V.

DES TACHES DE LA PEAU.

Les taches qui se développent sous l'épiderme, qui ternissent le poli et la blancheur de la peau, peuvent se diviser en deux classes :

A la *première classe* appartiennent toutes les taches reconnaissant pour cause soit l'épaississement de l'enduit pigmentaire, comme le hâle, les éphélides, les taches hépatiques ; soit la décoloration ou la résorption de cet enduit, comme dans les *leucopathies* ou taches blanches de la peau ; soit enfin, la formation de cellules pigmentaires contenant un pigment grenu semblable à celui qui existe sur la choroïde de l'œil, comme dans le *lentigo* ou taches de rousseur, dans les *signes* ou taches brunes, noires, et dans les diverses colorations noires de la peau appelées *mélanoses*.

Lorsqu'on fait macérer dans l'eau un lambeau de peau atteint de ces sortes de taches, la matière colorante reste fortement attachée au derme, après qu'on a enlevé l'épiderme, et résiste aux lavages répétés.

La *deuxième classe* renferme les taches rouge clair et rouge foncé, qui sont produites par la dilatation des vaisseaux capillaires sanguins ou par la formation d'un tissu érectile, comme dans les taches de vin, de groseilles, etc., vulgairement attribuées aux *envies* des femmes enceintes, et nommées pour cela *nævi materni*.

D'après cette division, basée sur les causes physiologiques de l'affection, il nous a semblé naturel de nommer les taches de la première classe *taches pigmentaires*, et celles de la seconde *taches vasculaires sanguines*.

INFLUENCE DES RAYONS SOLAIRES ET DU CALORIQUE SUR LA PEAU.

Un des plus redoutables ennemis de la fraîcheur et de la blancheur de la peau est le soleil. Exposée quelque temps à ses rayons ardents, la peau prend une teinte brune, jaune, cuivrée, nommée *hâle*. Quelquefois la peau se ride, et, si l'insolation se prolonge, elle peut, selon sa délicatesse, être frappée d'irritation, de rougeur cuisante et de desquamation. C'est ce qui a ordinairement lieu dans les affections vulgairement appelées *coup de soleil*, *feu volage*.

L'air trop chaud ou trop froid, la trop vive lumière et l'obscurité complète sont également nuisibles à la peau ; sous leur influence, elle rougit, brunit ou s'étiole. La peau a besoin d'être protégée par les douces clartés d'un demi-jour. Semblable aux fleurs et aux fruits, qui, à l'abri des ardeurs solaires, revêtent des couleurs moins vives, offrent des odeurs et des saveurs moins fortes, mais plus délicates : de même, la peau demande un léger étiolement pour arriver à son plus haut degré de blancheur. Les paysannes qui se livrent en plein soleil aux travaux des champs, et les citadines qui vivent dans le demi-jour d'un boudoir, confirment cette opinion. Un exemple encore plus frappant est celui qui nous est offert par les Bédouines et les Mauresques de nos possessions algériennes : les premières, incessamment exposées aux rayons d'un soleil brûlant, ont le teint jaune cuivré ; les secondes, toujours enfermées dans le *gynécée*, ont la peau d'une rare blancheur.

SECTION I.

Taches pigmentaires, hâle.

Le nom de hâle a été donné à cette teinte brune ou jaunâtre que revêt la peau des régions du corps exposées, pendant un certain temps, à l'action d'un soleil brûlant. L'influence solaire ne se borne pas seulement à l'épiderme, elle agit encore sur le *pigment*, ou matière colorante de la peau, dont elle augmente la sécrétion et fonce la couleur.

Le calorique rayonnant d'un fourneau, d'un feu très-vif, produit le même effet que les rayons solaires. Les ouvriers chauffeurs ont la peau aussi hâlée que les travailleurs de la campagne qui affrontent les ardeurs du midi.

Le froid intense brunit également la peau. Ainsi, les deux extrêmes du froid et du chaud produisent, sur la peau, des effets à peu près semblables. C'est pourquoi les peuples des régions équatoriales offrent, hormis quelques différences, la même teinte que les peuplades des cercles polaires.

Les gens du monde voient un effet tout naturel dans le hâle par influence solaire ; mais ils se rendent difficilement compte du même effet produit par l'influence du froid. En voici la raison physiologique :

Le froid intense agit d'abord sur la circulation capillaire de la peau, qui est plus ou moins ralentie, selon le degré d'intensité. Ce ralentissement circulaire diminue les sécrétions sous-épidermiques et quelquefois les suspend. Lorsque la personne ainsi exposée au froid rentre dans un lieu chaud, la réaction ne tarde pas à s'opérer ; alors la circulation et les sécrétions de la peau, momentanément suspendues, se rétablissent avec d'autant plus d'activité que le froid a été plus intense, et la sécrétion de l'humeur pigmentaire s'accroît en raison de cette activité. Or, si une augmentation d'épaisseur donne à l'humeur pigmentaire une teinte plus sombre, il arrive nécessairement qu'elle se montre à travers l'épiderme diaphane, de même qu'un corps placé sous une feuille transparente.

Des moyens propres à enlever le hâle. — Les vieux livres qui traitent de la cosmétique sont remplis de recettes contre le hâle; le moindre inconvénient de ces recettes plus ou moins compliquées, plus ou moins bizarres, se trouve dans leur complète stérilité, lorsque, toutefois, elles n'endommagent pas la peau.

Il existe deux moyens rationnels de détruire le hâle : le premier consiste à priver la peau, pendant plusieurs jours, du contact de la lumière, et de la saturer d'humidité en appliquant sur la partie un cataplasme de farine émolliente; ce cataplasme doit être renouvelé chaque fois qu'il commence à se sécher. — Le second moyen, beaucoup moins incommode que le premier, n'exige que l'application d'un masque de pâte composée de parties égales de farine de seigle et de lin, que l'on garde plusieurs jours de suite. Ce masque était devenu, chez les anciennes dames romaines, d'un usage indispensable. Les patriciennes et les élégantes de Rome portaient toujours, dans leurs maisons, un enduit cosmétique sur le visage; elles appliquaient et enlevaient ce masque, de même que nos élégantes parisiennes passent et quittent leur robe de chambre. Les dames vénitiennes se couvrent encore aujourd'hui le visage d'un masque à peu près semblable, pour conserver la fraîcheur de leur teint. —

Les marchands d'esclaves qui fournissent les harems d'Orient ont l'habitude de faire voyager les jeunes femmes, dont ils font commerce, le visage enduit d'une pâte claire et gommeuse, afin de soustraire leur peau à l'action de l'air chaud et de la lumière. Lorsque, après le voyage, ils enlèvent ce masque, la peau des esclaves a subi un commencement d'étiolement et se montre d'une blancheur de lait fort remarquable.

Un moyen beaucoup plus sûr, et qui est exempt des incommodités des cataplasmes et pâtes dont nous venons de parler, est la *poudre callidermique*, indiquée au formulaire à la fin de cet ouvrage. On fait avec cette poudre une espèce de *miellat*, dont on passe plusieurs couches sur le visage. Cet enduit, en s'opposant à l'exhalation de la transpiration insensible, a pour résultat de tenir, pendant la nuit, la peau dans un bain local de vapeur, de ramollir son tissu et de blanchir l'épiderme. Le lendemain, on se lave avec la lotion callidermique, ainsi qu'il est indiqué au formulaire de cet ouvrage. — L'expérience nous a clairement démontré que, de tous les moyens employés contre le hâle, la poudre callidermique était le meilleur.

DES ÉPHÉLIDES.

Les éphélides sont des taches jaunâtres ou brunâtres plus ou moins foncées et de largeur variable. On leur donna ce nom parce qu'on les crut, pendant longtemps, engendrées par l'influence solaire. Dans quelques circonstances, l'action directe du soleil peut bien développer sur la peau des taches brunes semblables aux éphélides ; mais sur les parties cachées par les vêtements, telles que la poitrine, le dos, les bras, le ventre, les cuisses, les jambes, le soleil n'a point d'action directe, et c'est cependant sur ces régions que l'éphélide se développe de préférence.

Les éphélides affectent diverses formes, diverses largeurs. Tantôt elles sont petites, irrégulières ; tantôt elles sont larges et couvrent une grande étendue de la peau. Chez certaines personnes, elles envahissent la totalité du cou et des épaules ; chez d'autres, c'est le visage qui en est recouvert comme d'un masque.

L'éphélide proprement dite est presque toujours due à une excitation de la peau par cause interne ; excitation qui, se propageant aux glandes chromatogènes, produit un surcroît d'humeur pigmentaire d'où résulte la tache. Vue au microscope et souvent à l'œil nu, l'éphélide dépasse le niveau de l'épiderme et fait une petite saillie. Un phénomène très-remarquable et propre à l'éphélide, c'est la suppression de toute transpiration sur sa surface ; elle reste constamment sèche lorsque la peau avoisinante est en moiteur, ce qui prouverait que la fonction exhalante est interrompue sur ce point.

Traitement. — Les éphélides légères ou récentes n'exigent point de traitement interne ; il suffit, pour les faire disparaître, de les attaquer avec une solution concentrée de sulfure de potassium additionnée d'un peu de sulfhydrate d'ammoniaque, et, mieux encore, avec la *lotion sulfureuse* indiquée en tête de cet ouvrage. Voici comment on doit opérer pour réussir :

On commence par bien humecter la tache avec de l'eau tiède, puis on l'essuie, et, avec un petit pinceau trempé dans la *lotion sulfureuse*, on la touche, à plusieurs reprises, de manière à bien l'imprégner. Cette opération doit être renouvelée plusieurs fois par jour, en ayant soin chaque fois de laver l'éphélide avant d'y porter le pinceau. Au bout de quatre à cinq jours la tache blanchit, l'épiderme tombe en poussière et la peau s'offre au-dessous dans son état normal.

Lorsque l'éphélide se développe sous l'influence d'une alimentation excitante ou d'une irritation des organes digestifs, on la nomme tache *hépatique*, parce qu'on avait cru qu'elle était le symptôme d'une maladie du foie ; mais cette assertion n'a pas encore été rigoureusement démontrée. L'éphélide hépatique se rencontre particulièrement chez les sujets d'un tempérament bilieux et chez les femmes dont la menstruation est irrégulière ou difficile. L'éphélide qui se développe pendant la grossesse disparaît ordinairement d'elle-même peu de temps après les couches ; quelquefois cependant elle persiste.

La tache hépatique cède le plus souvent aux diverses préparations sulfureuses, et surtout à la *lotion sulfureuse* du catalogue des produits, aidée de quelques légers purgatifs, de bains sulfureux et d'un régime rafraîchissant. Dans le cas où elle résisterait à ce traitement, on conseille la pommade de bi-iodure de mercure qui l'efface presque toujours. Cette pommade, dont suit la formule, guérit également les taches appelées *syphilides*.

Axonge.	40 grammes.
Bi-iodure de mercure. . .	1 —

Frictionner doucement les taches, lorsque toutefois elles n'occupent pas une grande étendue. Dans le cas où elles sont très-larges et couvrent une surface considérable, on doit borner les frictions à une éphélide et opérer le lendemain sur une autre. On continue ainsi jusqu'à ce que toutes les taches aient disparu.

Plusieurs praticiens préfèrent la lotion suivante ;

Bi-chlorure de mercure. .	5 décigrammes.
Teinture de cantharides. .	5 grammes.
Eau distillée.	250 —

Cette lotion agit mieux et plus promptement ; l'effet de son application est une irritation de la peau, avec cuisson, gonflement et desquamation subséquente de l'épiderme.

LENTIGO OU TACHES DE ROUSSEJR.

Combien de jolis visages, de blanches épaules, de bras ronds et potelés, de mains délicates et veloutées sont affligés d'une multitude de ces petites lentilles ou taches de rousseur qui semblent s'effacer pendant l'hiver, mais qui reparaissent toujours aussi colorées et souvent plus nombreuses au retour de l'été. Ces maudites taches, véritable écueil contre lequel ont échoué jusqu'ici les sécrets de la cosmétique et les formules de l'art, détruisent cette attrayante uniformité de blancheur de la peau des bras, du cou, de la poitrine, gâtent la fraîcheur du teint et nuisent considérablement à la transparence des chairs.

Existe-t-il quelques moyens de les combattre, ou du moins de les atténuer ? C'est ce que nous allons traiter dans cet article. Nous prions nos lecteurs, surtout nos lectrices, de bien se pénétrer de l'importance d'une question qui doit les éclairer sur la complète nullité de tous les produits de la parfumerie contre les taches de rousseur.

D'après les travaux anatomiques les plus récents et nos propres recherches, le *lentigo* ou tache de rousseur est exclusivement dû à la formation accidentelle mais persistante de cellules pigmentaires remplies de *pigment grenu* et situées sous l'épiderme.

Comme nous écrivons pour les gens du monde, il est nécessaire de leur apprendre que le pigment grenu est une substance analogue à la matière colorante de la peau, mais plus foncée, et offrant l'aspect de petites granulations autour desquelles s'organisent des cellules. Une tache de rousseur, par exemple, peut contenir 15 ou 20 de ces granulations.

Dans quelques endroits de l'organisme animal, les yeux, les poils, l'auréole du mamelon des seins, etc., on rencontre du pigment grenu normal ; sur tout autre point sa formation est accidentelle ou anormale. — Ces formations anormales de pigment grenu sont assez communes ; on les rencontre dans les divers organes du corps, le foie, le poumon, la rate, etc., et dans les maladies de peau appelées *mélanoses* ou maladies noires ; dans les taches brunes ou signes de naissance et dans les taches de rousseur. Le pigment grenu est le principe et la cause de toutes les colorations noires qui se trouvent répandues soit à l'intérieur ou à l'extérieur des organes, soit sur la surface de la peau.

Nous venons de dire que les taches de rousseur étaient immédiatement situées sous l'épiderme ; il semblerait facile, vu leur peu de profondeur, de les effacer, en pénétrant l'épiderme et, s'il le fallait, en le détruisant, pour agir sur la tache, pour l'enlever ou la dissoudre. Malheureusement, la matière colorante des taches de rousseur a été réfractaire à tous les moyens employés jusqu'à ce jour.

La composition chimique du pigment grenu est celle-ci (sur 100 parties) :

Carbone.	75
Oxygène.	16
Hydrogène.	4
Azote.	3
Cendres siliceuses.	4

Comme on le voit, le pigment est riche en carbone et c'est ce qni rend impossible sa complète décoloration.

D'après Pearson, il ne se décolore ni dans l'eau. ni dans les alcalis et les acides, même à la chaleur de l'ébullition ; l'acide sulfurique seul le dissout.

Selon Julius Vogel, le pigment est réfractaire aux acides sulfurique, chlorhydrique et acétique, à l'ammoniaque et à la potasse ; mais Henle dit avoir observé que la potasse le dissolvait.

Le pigment brûle à une haute chaleur en dégageant de l'eau, de l'huile empyreumatique, de l'acide acétique, du gaz hydrogène carboné, et laisse une cendre rougeâtre.

On comprend, par ce qui précède, combien il est difficile d'attaquer directement la tache de rousseur et de la faire disparaître. Toutes ces eaux, ces crèmes et ces pommades *souveraines* contre les taches cutanées, tous ces merveilleux secrets, prônés comme infaillibles, n'agissent pas plus sur les taches de rousseur qu'ils n'agiraient sur un visage de bois, qu'on nous passe cette expression vulgaire ; de plus, si ces cosmétiques contiennent des substances acides, irritantes, corrosives, ils altèrent l'épiderme et peuvent donner lieu à des irritations toujours nuisibles à la fraîcheur de la peau et quelquefois dangereuses pour la santé générale. C'est un avis que nous donnons en passant aux personnes qui, dans leur brûlant désir de trouver un secret contre les imperfections de leur peau ou pour la rendre plus belle, se laissent prendre à l'appât des pompeuses annonces de l'industrie.

Il n'existe réellement que deux moyens d'agir sur les taches de rousseur :

Le premier est celui dont se sert la nature lorsqu'elle les fait disparaître, comme cela arrive quelquefois, soit pendant une maladie, soit sans aucun mouvement, appréciable dans l'économie. Ce moyen c'est la *résorption* des granulations pigmentaires. Il s'agit donc d'imprimer aux vaisseaux absorbants une force assez puissante pour opérer la résorption du pigment grenu qui constitue la tache de rousseur. On a des chances de réussite en excitant d'abord la peau par des frictions et des onctions aromatiques; ensuite en établissant une compression permanente sur les taches. Ce procédé nous a réussi à faire disparaître successivement un assez grand nombre de taches de la poitrine d'une personne qui s'était soumise à notre expérimentation. Le résultat physiologique de la compression est de détruire les cellules pigmentaires, de faire résorber les granulations qu'elles contiennent et qui sont emportées dans le torrent de la circulation. Mais il est difficile d'exercer une compression continue sur la peau du visage et, d'ailleurs, il est peu de personnes qui auraient la patience de la supporter.

Le second moyen consiste à ramollir l'épiderme, à le rendre perméable aux subtances solides ou liquides qui peuvent altérer ou détruire les granulations pigmentaires.

La cosmétique ancienne vantait un mélange de vinaigre, de miel et d'amandes amères ; les sucs irritants des diverses plantes bulbeuses, de divers fruits acides et une foule de préparations qui pouvaient altérer la peau sans atteindre la tache de rousseur. La cosmétique moderne, éclairée par des connaissances physiologiques et chimiques étrangères à l'ancienne, a proposé plusieurs moyens dont les résultats ont été ou nuls ou dangereux.

Le docteur Withring prétend effacer le *lentigo* avec une infusion de raifort dans du petit-lait ; l'usage répété de cette infusion irrite la peau sans intéresser la tache.

Copland se loue beaucoup de lotions faites avec une solution de sous-borate de soude dans de l'eau de roses. Ces lotions sont tout à fait innocentes, mais aussi complétement nulles.

Pearson attaque le lentigo avec une solution de sublimé corrosif et d'arsenic. Ce moyen, aussi violent que dangereux, doit être rejeté, parce que non-seulement il peut corroder la peau et laisser des cicatrices, mais un empoisonnement est à craindre.

Botmann prescrit le lavage des rousseurs, plusieurs fois par jour, avec un liquide ainsi composé :

Eau distillée.	20 parties.
Potasse caustique. . . .	1 —

Même danger que ci-dessus, la circonstance d'empoisonnement exceptée.

Alibert et Richerand conseillaient de laver les taches avec une eau fortement oxygénée. Ce lavage, sans aucun bénéfice pour la tache de rousseur, irritait la peau et occasionnait une vive cuisson.

Depuis plusieurs années, les médecins se servent avec succès du bi-iodure et du bi-chlorure de mercure contre certaines maladies de peau rebelles aux autres traitements. Cette réussite a suggéré l'idée d'employer le bi-chlorure de mercure contre le lentigo, et quelques pharmaciens ont débité cette préparation. De l'officine pharmaceutique, ce sel mercuriel est passé dans le laboratoire du parfumeur, qui le vend aujourd'hui sous forme de pommade, d'extrait ou de lotion, contre les taches de rousseur. Nous venons de dire que le bi-chlorure de mercure ou *sublimé corrosif*, était un violent poison qui ne pouvait être manié que par les mains expertes du médecin ou du pharmacien; or, nous ne saurions trop répéter aux dames de se tenir en garde contre ces préparations dont l'emploi mal dirigé peut devenir funeste à la beauté comme à la santé. Nous avons été témoin de la déplorable défiguration d'une jeune dame, à la suite de l'application d'un spécifique contre les taches de rousseur, vendu par le charlatanisme; son front est aujourd'hui couvert de cicatrices indélébiles.

Poursuivant les études de nos devanciers, et après plusieurs années d'expérience, nous avons acquis la conviction que la décoloration chimique de la tache de rousseur était impossible ; mais nous avons découvert un agent qui se combine avec elle, qui modifie sa couleur, attaque, détruit les cellules pigmentaires, et finit, au bout de quelques jours, par la détacher de la peau et entraîner sa chute. Nous avons donné à cet agent le nom d'*eau chimique contre le lentigo*.

Manière d'opérer avec l'eau chimique pour détruire la tache de rousseur. — Dégraissez d'abord la peau en la lavant avec le *savon albumino-siliceux ;* essuyez ensuite, et, lorsqu'elle est parfaitement sèche, trempez un petit pinceau de blaireau dans une solution rapprochée de gomme arabique, et promenez sa pointe sur la peau saine qui existe entre les taches de rousseur, de manière à laisser la tache à découvert, et de ne couvrir du vernis gommeux que les intervalles de la peau qui ne sont point tachés. L'application de la gomme n'a d'autre but que de circonscrire le *lentigo* et de soustraire à l'action de l'*eau chimique* les parties de la peau exemptes de taches de rousseur.

Lorsque l'enduit gommeux est parfaitement sec, trempez dans l'eau chimique un autre pinceau semblable au premier, et touchez à plusieurs reprises toutes les taches de rousseur jusqu'à ce que leur couleur ait passé au brun noir. Cela fait, laissez agir. Voici les phénomènes qui se passent dans le tissu de la tache de rousseur, formée, ainsi que nous l'avons vu plus haut, d'une forte proportion de carbone :

L'eau chimique pénètre, imprègne la tache, s'infiltre et se fixe dans son tissu, sans combinaison chimique, absolument à la manière des matières colorantes dans le charbon. Le principe chimique de cette eau, ainsi déposé dans la tache, réagit peu à peu sur les molécules pigmentaires, et les désagrége complétement, sans intéresser la peau environnante, protégée d'ailleurs par l'enduit gommeux. Les molécules une fois désagrégées, la tache a changé de mode d'être, et elle n'est plus qu'un corps étranger retenu par le feuillet épidermique qui la recouvre; dès lors il ne s'agit plus que de détruire ce feuillet pour favoriser sa chute. Or, on le détruit en renouvelant le lendemain l'opération que nous venons de décrire, avec cette différence cependant qu'avant d'étendre l'enduit gommeux il faut user le feuillet épidermique en le frottant doucement avec une ponce fine. La destruction du feuillet est annoncée par un petit suintement d'humeur séreuse qui se durcit peu à peu à l'air et forme une légère croûte transparente. Du sixième au huitième jour, cette croûte tombe d'elle-même en emportant la tache de rousseur qui y est incrustée. Il reste, pendant quelque temps, à la peau une petite dépression rougeâtre semblable à celle qui succède à une égratignure, mais qui s'efface et disparaît en quelques semaines.

Telle est la seule et unique manière de détruire la tache de rousseur, toutes les autres sont, sans exception, dangereuses ou stériles.

Nota. S'il survenait de l'irritation à certaines peaux très-délicates, on la combattrait par des applications de cataplasmes de farine de graine de lin et des lotions d'eau émolliente.

SECTION II.

Taches blanches ou blafardes de la peau.

Vitiligo, albinisme, morphée, leucopathie. — Ces taches, de forme irrégulière et de variables dimensions, dépendent soit d'une décoloration, soit d'une destruction de la couche pigmentaire de la peau. La nature remédie souvent d'elle-même à la décoloration; mais, quand la guérison se fait trop longtemps attendre, on conseille une alimentation riche en carbone, des frictions rubéfiantes sur les taches, afin de régénérer l'enduit pigmentaire et d'en augmenter la sécrétion. La formule suivante est excellente pour ces sortes de frictions :

Teinture de poivre. . . .	75	grammes.
Alcool camphré.	75	—
Ammoniaque liquide. . .	15	—

Après avoir frictionné la tache avec cette teinture, on l'onctionne avec la pommade trikogène. Sous l'influence de cette médication fortement stimulante, les *glandes chromatogènes* sortent de leur état de langueur et sécrètent l'humeur pigmentaire ; absorbée par la racine des poils, la matière colorante pénètre leur tige, qui reprend peu à peu sa couleur naturelle. — Plusieurs médecins prescrivent un vésicatoire volant sur la partie décolorée, et obtiennent une prompte recoloration. — Le docteur Casenave donne la pommade suivante comme lui ayant parfaitement réussi dans plusieurs cas de *vitiligo* ou taches blanches de la peau.

Acide tannique.	2	grammes.
Axonge fraîche.	30	—

SECTION III.

Nœvi materni ou taches de naissance

Sous cette dénomination générale on comprend tous les signes, empreintes, lentilles et taches de la peau que l'enfant apporte à sa naissance. Nous ne disserterons point sur l'origine de ces taches, qu'un ancien préjugé attribuait aux *envies* ou aux *écarts d'imagination* des femmes enceintes, nous renvoyons le lecteur à notre ouvrage de l'*Hygiène du mariage* (1), où sont indiquées les causes déterminantes des taches pendant la vie fétale et les moyens de les prévenir.

Il existe deux genres de *nævi-materni* : 1° les taches qui affectent une couleur plus ou moins brune ou jaunâtre appartenant à la classe des taches pigmentaires ; 2° les taches d'un rouge plus ou moins clair, semblable à celui de la framboise, de la groseille ; plus ou moins foncé comme le gros vin, les mûres, etc., appartenant à la classe des taches vasculaires sanguines.

Les *envies* sont de dimension, de forme, de nuances variables et restent ordinairement stationnaires : quelquefois, mais rarement, elles s'agrandissent avec l'âge et peuvent s'étendre considérablement. On a vu des taches lie de vin, très-petites dans le principe, envahir avec le temps la face entière ou la totalité d'un membre.

Les *nævi materni* pigmentaires, c'est-à-dire qui ont une origine analogue à celle des taches de rousseur, doivent se traiter de la même manière que ces dernières ; seulement, la tache étant plus large, plus foncée, le traitement doit être plus long et plus

(1) ***Hygiène du Mariage***, ouvrage à la portée des gens du monde, exposant, d'une manière aussi claire que précise, les mystères de la reproduction et les divers moyens hygiéniques les plus propres pour obtenir une grossesse exempte d'accidents et une belle progéniture.

énergique (1). Nous exposerons plus bas divers procédés proposés par des hommes de l'art, qui se sont spécialement occupés des taches de naissance.

TACHES VASCULAIRES SANGUINES.

Ces taches sont dues à la dilatation, à l'exsudation ou à la rupture du réseau vasculaire sanguin ; elles sont d'un rouge clair lorsque c'est le système artériel qui les produit ; d'un rouge brun ou bleuâtre lorsque c'est le système veineux. On les distingue en *pétéchies*, *cyanoses*, *ecchymoses* et *envies*. Nous laissons de côté les deux premières, qui sont du ressort de la haute médecine, pour ne nous occuper que des deux dernières.

Ecchymoses. — Après une contusion plus ou moins violente des parties molles, la couleur bleuâtre que revêt la peau est le symptôme de la rupture des capillaires sanguins et d'une extravasation de sang dans le tissu cutané. Les meurtrissures légères sont peu de chose et se dissipent d'elles-mêmes ; mais si la contusion a été violente et l'épanchement sanguin considérable, ce qui se reconnaît à la couleur foncée et à

(1) Plusieurs chirurgiens ont parfaitement réussi à détruire des envies de couleur brune avec l'*eau chimique*. Une dame, entre autres, affectée d'une large tache *pileuse* sur la joue, en a été débarrassée complétement dans l'espace de vingt-trois jours, par l'application de l'eau chimique contre les taches de rousseur.

l'étendue de l'ecchymose, la guérison, abandonnée aux seuls efforts de la nature, se ferait trop longtemps attendre, et il convient d'employer les moyens que l'art signale comme les plus efficaces. Ces moyens sont la compression et l'application, sur la partie ecchymosée, de compresses trempées dans une eau résolutive.

La compression s'exerce avec succès sur les meurtrissures du crâne et de la face, et de toutes les parties qui offrent un point d'appui.

Les résolutifs s'appliquent en bains locaux, en lotions et topiques; ils hâtent la résorption du sang extravasé et abrégent la durée de l'ecchymose. L'eau froide naturelle ou aromatisée, l'eau blanchie par quelques gouttes de sous-acétate de plomb liquide, d'alcoolé benzoïque ou lait d'Hébé, les cataplasmes de mie de pain, arrosés de quelques gouttes de lait d'Hébé, sont les meilleurs résolutifs que nous puissions conseiller. La manière de se servir du *lait d'Hébé* est fort simple : on verse dans un vase contenant cinq ou six onces d'eau, quelques gouttes de *lait d'Hébé*, et, lorsque l'eau a acquis la blancheur du lait, on y trempe des linges pliés en plusieurs doubles que l'on applique aussitôt sur l'ecchymose. Il faut retremper les compresses aussitôt qu'elles commencent à sécher, ou bien les arroser d'eau blanche, sans les déranger. En quelques jours la contusion passe du bleu au jaune. et finit par se dissiper entièrement. Tous les autres topiques, vulgairement employés, tels qu'eau de savon, eau salée, vin, eau-de-vie camphrée, etc., possèdent moins d'efficacité.

Envies. — Les envies vasculaires sanguines, recouvrant une grande étendue de la peau, sont généralement réputées incurables; cependant, nous croyons qu'en opérant la ligature du principal tronc artériel ou veineux qui leur fournit le sang, la tache se décolorerait, et qu'en établissant une compression continue la résorption aurait lieu. Ce moyen, entièrement du ressort de la haute chirurgie, serait à essayer.

Les *taches nœviques* de peu d'étendue sont susceptibles d'être effacées par plusieurs procédés, dont voici les plus sûrs :

PROCÉDÉ HOGSON.

Le docteur Hogson s'est servi d'un moyen aussi simple que facile pour détruire les envies chez les petits enfants : il s'agit de les vacciner sur l'envie même. L'inflammation spéciale qui suit la vaccination détruit la tache congéniale qui se trouve remplacée par la cicatrice blanchâtre dite tache de vaccin. Nous engageons les parents d'enfants porteurs d'envies et non encore vaccinés, à ne pas négliger ce moyen.

PROCÉDÉ LAFARGUE.

Le docteur Lafargue se sert, avec succès, d'un

moyen à peu près semblable à celui du médecin anglais, et qui consiste à pratiquer sur la surface même de l'envie et sur la circonférence six à huit piqûres. avec une aiguille ou une lancette dont la pointe a été préalablement trempée dans une goutte d'huile de *croton-tiglium*. Cette petite opération se fait absolument comme celle de la vaccination. Trente ou trente-six heures après l'inoculation de l'huile de Croton, l'envie s'est transformée en une espèce de furoncle qui devient chaud, douloureux, et dont le travail inflammatoire désorganise le tissu coloré de l'envie, et le rejette au dehors par la suppuration. Au bout de sept jours, arrive la période de décroissance, la plaie se déterge et se cicatrise promptement sans laisser une tache trop désagréable.

EAU CRÉOSOTÉE CONTRE LES ENVIES.

Le journal de chimie médicale donne, comme éprouvée, la formule suivante :

Créosote. . . . . . .
Eau de rivière. . . . .

Délayez la créosote dans l'eau, puis trempez-y un linge fin que vous plierez en plusieurs doubles et appliquerez sur l'envie. Ce linge, maintenu par un petit bandage, doit être remouillé aussitôt qu'il se dessèche. Après plusieurs applications semblables, l'épiderme se gonfle, éclate, et donne lieu à une petite excoriation qu'on recouvre d'un morceau de sparadrap ou de taffetas gommé, pour provoquer un suintement favorable. Au bout de quelques jours, la tache, entraînée par une espèce de suppuration séreuse, a disparu et se trouve remplacée par une petite cicatrice qui, à la longue, s'efface d'elle-même.

On a prétendu que le sous-acétate de plomb liquide, appliqué au moyen de petites compresses souvent renouvelées, guérissait les tumeurs érectiles et effaçait les taches nœviques sanguines?

PROCÉDÉ POLLAU.

Un médecin étranger, homme ingénieux, est parvenu, après bien des tâtonnements, à trouver la composition d'une pâte qu'il emploie avec succès, dit-il, contre toutes les taches et tumeurs congéniales de petite dimension. Cette pâte caustique détruit l'épiderme, attaque les tissus érectiles et pénètre jusqu'au pigment qu'elle anéantit. Le résultat, après guérison, est une petite cicatrice dont la couleur blanchâtre est beaucoup moins désagréable que celle de l'envie. Ce médecin ajoute que, soumise à des frictions et à des lotions excitantes, cette cicatrice peut, à la longue, être traversée par des vaisseaux sanguins et s'effacer complétement.

Voici la formule et la manière de l'employer :

Pâte caustique.

Potasse à l'alcool. . .	4	grammes.
Savon médicinal. . . .	4	—
Chaux délitée.	31	—

On applique sur l'envie une légère couche de cette pâte en ayant bien soin de ne pas la laisser déborder; aussitôt qu'on éprouve une sensation de brûlure, l'effet est produit; on enlève la pâte, on lave la partie à l'eau tiède et on la recouvre d'un morceau de sparadrap.

L'application de ce caustique demande une main exercée, parce qu'il est essentiel de diriger, de modérer son action. Nous conseillons aux personnes qui se décideraient à choisir ce procédé, de n'en faire usage que sous la direction d'un homme de l'art.

Il nous reste à décrire un ancien procédé, pouvant être employé sans inconvénients par les personnes qui ne craindraient pas la piqûre réitérée de plusieurs aiguilles réunies en faisceau.

PROCÉDÉ INDIEN POUR MASQUER LES MARQUES DE TATOUAGE ET LES TACHES DE NAISSANCE (1).

On sait que le tatouage est une opération qui consiste à inciser ou à piquer la peau afin d'introduire

(1) Il est fort étonnant, pour ne pas dire fort ridicule, que, chaque année, l'Académie de médecine reçoive des communi-

sous l'épiderme une matière colorante quelconque. Des dissections de peau tatouée ont fait voir que la matière colorante du tatouage était incrustée dans la couche pigmentaire dont elle prenait la place. Ce fait connu, il s'agissait de trouver un agent chimique qui eût la propriété de décolorer la matière incrustée. L'opinion qui regardait cette découverte comme impossible n'était point strictement vraie, puisqu'on parvient à décolorer les couleurs rouges, jaunes et vertes; la couleur noire seule résiste, parce qu'elle est composée en grande partie de carbone. C'est pour masquer cette couleur noire ou bleuâtre, que les Indiens pratiquent de temps immémorial un nouveau tatouage sur l'ancien, afin de recouvrir ce dernier; la manière dont ils opèrent est la même que celle dont nous donnons la description dans le fait suivant :

Bernadotte, soldat, s'était fait tatouer sur le bras, avec de la poudre à canon, les emblèmes de la République française ; Bernadotte, roi, voulut faire disparaître ces signes devenus importuns. Un chirurgien bavarois parvint à les effacer complétement par le procédé indien qui est celui-ci :

Laver la partie tatouée avec de l'eau tiède et du

cations relatives à la découverte de moyens pour effacer les *nœvi materni*, et ces procédés, connus depuis des siècles, sont, c'est le cas de le dire, *renouvelés des Grecs*. Les auteurs de ces communications devraient bien, avant de les faire, consulter l'histoire.

savon, l'essuyer, puis pratiquer quelques frictions avec une étoffe de laine afin d'exciter la peau. Un mélange de céruse et de vermillon, formant une pâte demi-liquide, couleur de chair, ayant été préparé d'avance, en appliquer une couche assez épaisse sur la partie ; ensuite, avec trois aiguilles fines réunies, piquer exactement sur les marques de tatouage. Il faut avoir soin de tremper, de temps à autre, la pointe des aiguilles dans la couleur, afin de la faire pénétrer dans les piqûres. Si l'opération a été bien faite, le tatouage ancien se trouve entièrement caché sous le nouveau tatouage qui, offrant une teinte de chair, se confond avec la couleur des parties environnantes.

Ce procédé est également applicable aux envies de moyenne largeur, et, si la teinte de chair a été préparée en parfaite harmonie avec la teinte de la peau, la tache nœvique reste cachée sous un tatouage imperceptible.

Quant au tatouage fait avec des couleurs rouges, vertes, jaunes, etc., on peut le décolorer au moyen d'une eau chimique. Il s'agit d'entourer la tache d'un petit rempart de pâte, et, après y avoir versé une goutte d'eau décolorante, de piquer la peau, comme dans le procédé que nous venons de décrire. L'eau chimique, pénétrant sous l'épiderme par les piqûres, attaque la matière du tatouage et la décolore. Pour que l'opération soit suivie d'un plein succès, il faut essuyer, de temps en temps, le sang qui sort des piqûres et renouveler l'eau chimique. L'opération terminée, on fait sur la partie une embrocation d'huile d'amandes douces et mieux de *crème-neige*, indiquée au formulaire.

Tumeurs nœviques. — Les envies pédiculées, affectant la forme des tumeurs érectiles et offrant plus ou moins de ressemblance avec la fraise, la framboise, la groseille, la cerise, etc., doivent toujours se traiter par la ligature. Voici comment on procède : un fil de soie ciré étant préparé, on entoure la base de la tumeur par une anse fermée d'un double nœud, et l'on serre progressivement jusqu'à sensation d'une vive douleur; alors on noue le fil, puis on fixe les extrémités, à un pouce de la tumeur, au moyen d'une mouche de taffetas gommé. Le lendemain on fait un autre nœud en serrant davantage, le jour d'après un autre nœud encore, et ainsi de suite jusqu'à ce que la tumeur fanée, desséchée, tombe d'elle-même. Lorsque les tumeurs nœviques sont volumineuses, on doit consulter un homme de l'art.

CHAPITRE VI.

DES DARTRES OU AFFECTIONS HERPÉTIQUES.

Le terme générique de **Dartres** (*Herpès*) désigne certaines affections de la peau dont le principal caractère est de se transmettre par voie d'hérédité ou de se communiquer par le contact. D'illustres professeurs, à la tête desquels se placent Alibert, Rayer, Kunckel, Casenave et Chœdel, etc., ont fait d'importants travaux et publié d'excellents ouvrages sur les maladies cutanées ; nous puiserons à ces sources. laissant toutefois de côté les classifications scientifiques qui embrouilleraient nos lecteurs.

L'étude étiologique approfondie des affections dartreuses a eu pour résultat d'établir deux catégories de ces affections :

1° Les dartres produites par une cause extérieure et qui sont essentiellement locales ;

2° Les dartres dépendant d'un vice intérieur dont elles ne sont qu'un des symptômes.

Nous ne traiterons ici que des premières ; les secondes, ordinairement graves, exigent un traitement médical plus ou moins long, plus ou moins énergique.

Sans nous embarrasser de mille termes scientifiques créés pour différencier chaque espèce, chaque genre de dartres, tels que : *favus*, *eczema*, *pytiriasis*, *porrigo*, *lichen*, *psoriasis*, *etc.*, *etc.*, nous proposons, comme la plus simple et la plus claire, pour les gens du monde, la classification suivante :

1° *Dartres sèches*, reconnaissables aux productions épidermiques, appelées *squames*, *furfures*, dont elles se recouvrent et qui leur donnent un aspect farineux. La dartre sèche a son siége dans l'élément muqueux et les follicules mucipares de la peau.

2° *Dartres humides*, ordinairement vives et laissant suinter une humeur qui forme croûte. Cette espèce de dartre a son siége dans les glandes sébacées de la peau.

Le siége du mal étant connu, il paraît facile d'y porter remède. En effet, une dartre légère, chez une personne saine, issue de parents sains, se guérit très-promptement, si on la traite dès son apparition. Les dartres étendues ou chroniques, celles qui sont le symptôme d'une affection interne ou qui dépendent d'un vice constitutionnel, plus difficile à extirper, exigent un traitement médical. L'hérédité du vice dartreux étant un des faits pathologiques les mieux établis, toute personne affligée de ce vice doit consulter un médecin éclairé s'occupant des maladies de la peau, et se soumettre au traitement qui lui sera prescrit.

Les dartres récentes et légères, dont nous nous occupons ici, surtout celles qui surviennent à la suite d'un contact impur, cèdent ordinairement à un régime rafraîchissant et à des lotions émollientes. Après cinq ou six jours, si la dartre persistait, on substituerait aux lotions émollientes d'autres lotions d'eau froide salée, ou additionnée de quelques gouttes de teinture d'iode, ou enfin avec le sulfure de potassium. On termine par un ou deux bains entiers.

Les dartres, qui existent depuis un temps assez long ou qui sont passées à l'état chronique, nécessitent un traitement particulier selon leur nature et leurs caractères. Voici, en quelques mots, les moyens les plus efficaces pour obtenir leur guérison.

TRAITEMENT DES DARTRES HUMIDES.

Plusieurs praticiens vantent les vertus du coton cardé appliqué sur la dartre même. Le coton doit être détaché tous les soirs au moyen de lotions faites avec une eau aiguisée de quelques grammes de sulfhydrate d'ammoniaque. Après les lotions, on réapplique un nouveau plumasseau de coton cardé, et l'on continue ainsi jusqu'à complète guérison.

La pommade du docteur Rayer a obtenu un grand

succès dans diverses affections de peau ; une foule de personnes affligées de dartres les ont vues disparaître par l'usage de cette pommade dont voici la formule :

Précipité blanc.	20	grammes.
Axonge fraîche.	1	—

Le docteur Kunckel, auteur d'un bon ouvrage sur les préparations cuivriques appliquées aux maladies de la peau, a expérimenté, sur un grand nombre d'individus, l'efficacité de la pommade de bi-oxyde de cuivre dans le traitement des dartres les plus invétérées. Un des résultats de cette pommade est d'augmenter les symptômes du mal pendant les premiers jours ; l'irritation semble devenir plus vive, le suintement plus abondant ; mais bientôt l'une et l'autre diminuent, les tissus dégorgés s'affaissent, et la partie se recouvre de squames semblables à des pellicules de baudruche, qui tombent à leur tour et laissent voir la peau parfaitement saine.

Plusieurs médecins allemands ont constaté sur un grand nombre de sujets dartreux la spécificité de la teinture d'iode. L'application de cette teinture se fait avec un petit pinceau ; elle est suivie d'un sentiment de chaleur et quelquefois de brûlure, selon la sensibilité de l'individu. On touche la dartre deux fois par jour avec le pinceau trempé dans la teinture d'iode ; il se développe parfois des vésicules sur la dartre qui laisse suinter une humeur jaunâtre. Huit à dix jours suffisent pour obtenir une complète guérison, lorsque la dartre n'est point de mauvaise nature.

La plupart des médecins qui ont localisé leur art aux maladies de peau emploient aujourd'hui presque exclusivement les préparations mercurielles et arsenicales dans le traitement des dartres. Ce traitement, bien que couronné de succès, peut être plus ou moins dangereux, parce que le bi-chlorure de mercure et l'acide arsénieux sont de violents poisons. Nous croyons qu'il serait beaucoup plus prudent de les proscrire, surtout lorsqu'on peut guérir l'affection dartreuse avec des substances tout à fait exemptes de danger.

Nous signalons donc à l'attention des médecins qui s'occupent de ce genre d'affections les préparations d'iode, d'iodure de soufre et de iodure-ioduré comme très-efficaces dans le traitement des dartres les plus rebelles. Un grand nombre d'observations, couronnées d'un plein succès, nous ont fait acquérir la conviction que l'iode, diversement combiné au soufre et au potassium, pouvait être regardé comme un spécifique de l'affection dartreuse dans la majorité des cas.

Voici, en résumé, la description du traitement qui nous a constamment réussi :

Commencez par étioler et nettoyer la partie dartreuse en la recouvrant d'un cataplasme épais, composé de deux parties de farine de lin et d'une partie de farine de riz; laissez ce cataplasme toute la nuit, le lendemain matin, enlevez-le et lavez mollement à l'eau tiède la surface dartreuse que vous essuierez jusqu'à ce qu'elle soit privée de toute humidité; trempez ensuite un pinceau de blaireau dans une forte teinture d'iode, et imprégnez-en la dartre à plusieurs reprises. Cela fait, recouvrez la partie d'un linge fin pour la mettre à l'abri du contact de l'air. Il faut, le lendemain, renouveler cette petite opération.

Le troisième jour, au soir, recouvrez la surface dartreuse d'un morceau de sparadrap que vous laisserez toute la nuit. Le matin, on enlève avec précaution le morceau de sparadrap, et l'on substitue l'iodure de soufre à la teinture d'iode. La dartre ayant été lavée avec de l'eau tiède (trente grammes) dans laquelle on a versé une cuillerée d'iodure de soufre, on essuie, on sèche la dartre et on la touche avec le pinceau trempé dans l'iodure de soufre pur, jusqu'à ce qu'elle soit complétement imprégnée. On doit continuer ainsi jusqu'à parfaite guérison, qui ne se fait pas longtemps attendre.

TRAITEMENT DES DARTRES SÈCHES.

Les dartres sèches, crustacées, farineuses, etc.; se traitent à peu près de la même manière que les dartres humides. Les bains, demi-bains, lotions émollientes, et surtout l'application réitérée du cataplasme de farine de lin deviennent indispensables pour nettoyer, assouplir, modifier le tissu dartreux, ordinairement induré, et le rendre plus facilement perméable aux substances médicamenteuses.

Les farines du visage, les dartres superficielles, si communes aux jeunes personnes à peau délicate, cèdent en quelques jours à la *lotion sulfureuse* indiquée au formulaire de cet ouvrage. Voici la manière de s'en servir :

Lavez à l'eau tiède la partie farineuse, essuyez et séchez; puis trempez un petit pinceau dans la *lotion sulfureuse*, et touchez, à diverses reprises, l'éphélide ou la farine. Laissez agir, sans essuyer, pendant dix minutes ; ce temps écoulé, renouvelez l'opération, et laissez également agir, sans essuyer. On doit éprouver une cuisson d'autant plus vive que l'affection est plus profonde : la peau rougit, se gonfle, suinte, et présente tous les symptômes de l'irritation. Il ne faut point s'alarmer de cette irritation et de la cuisson qu'elle occasionne, car elle cesse d'elle-même au bout de quelques heures. Si cependant la cuisson devenait trop violente, on l'arrêterait par des fomentations d'eau rapprochée de guimauve, ou par des onctions de *crème-neige*. Quelquefois il suffit d'une seule application de la *lotion sulfureuse* pour guérir ; d'autres fois il est nécessaire de la renouveler pendant quelques jours. Du reste, le succès se reconnaîtra aux signes suivants : la partie irritée devient, au bout de

6.

quelques heures, le siége d'un suintement d'humeurs qui, se durcissant peu à peu, forment une pellicule ou petite croûte blanchâtre. Quelques jours plus tard, cette croûte se détache, tombe en poussière, et laisse à découvert une peau parfaitement saine. Après la guérison, on fera bien de se laver avec de l'eau dans laquelle on aura versé autant de gouttes de la lotion qu'il en faut pour la jaunir. Ce lavage est excellent pour dissiper et prévenir le retour des farines, éphélides, boutons et autres éruptions cutanées.

Dans les cas de dartres et d'éphélides anciennes, il faut renouveler l'opération décrite de cinq en cinq jours, afin de détruire radicalement le principe dartreux.

Coupée avec six fois son volume d'eau, la *lotion sulfureuse* possède plusieurs autres vertus : 1° en pénétrant l'épiderme, elle neutralise les humeurs âcres et impuretés qui souillent sa surface ; 2° elle dissipe et prévient les boutons, farines, rougeurs, etc. ; 3° elle assainit et blanchit la peau ; 4° enfin, elle fait connaître l'état sain ou malade de l'organe cutané. Sur les peaux saines, elle ne produit qu'un picotement à peine sensible ; sur les peaux malades qui ont l'apparence de la santé, elle produit des rougeurs et une cuisson assez vive qui cède à l'application des émollients.

Pour les *dartres écailleuses, crustacées*, il faut, ainsi que nous l'avons dit, ramollir, détacher les écailles épidermiques dont la dartre est recouverte, avant de l'attaquer avec les préparations iodiques et sulfurées. Dans ce cas, le traitement est à peu près le même que celui décrit plus haut pour la dartre humide, hormis quelques modifications extemporanées qu'exige la marche d'une guérison plus ou moins lente, plus ou moins prompte.

Lorsque l'affection dartreuse résiste au traitement indiqué à la page 84, elle doit être considérée comme entretenue par un vice intérieur, alors il est urgent de recourir aux lumières et à l'expérience d'un bon médecin. Nous engageons les personnes qui ont épuisé sans succès toutes les ressources de l'art de consulter le docteur Marchal de Calvi, rue de Rougemont, 15, à Paris. Ce praticien distingué, après de longues études et de nombreuses expériences sur les maladies de la peau, est arrivé à des résultats presque miraculeux, dans le traitement de ces maladies. Sa méthode, qu'on peut, à juste titre, nommer *spécifique*, guérit infailliblement les affections cutanées les plus invétérées et particulièrement les couperoses ou autres colorations morbides de la peau, jusqu'ici jugées incurables.

Transmission des dartres. — Les affections dartreuses, en général, peuvent se communiquer par le contact, et la contagion est d'autant plus à craindre que la saison est plus chaude, que la peau est en moiteur, et que la faculté absorbante de l'individu est plus énergique.

On ne saurait trop recommander aux parents de ne point laisser embrasser leurs enfants par des personnes dartreuses, ni de leur permettre de jouer avec des enfants infectés de ce vice. On doit également éviter de donner la main aux dartreux et de se servir des objets qu'ils ont touchés, surtout du rasoir. Ces conseils paraîtront exagérés, outrés, à certaines personnes ; mais, en réfléchissant aux énormes inconvénients des dartres pour la santé comme pour la beauté, on conviendra sans peine que trop de précautions ne sauraient être prises.

Le docteur Pujol a rapporté un fait qui prouve combien on doit craindre le contact d'un dartreux.

« J'ai vu, dit-il, un dentiste affecté d'un *eczema* « (dartre vive) sur la main droite, contagionner, en « un jour, huit à dix élèves qui passèrent entre ses « mains. Des dartres se développèrent sur le visage « de ces jeunes gens quatre jours après qu'il les eut « touchés. »

Je pourrais citer plusieurs enfants auxquels il est survenu des dartres, après avoir été embrassés par des personnes qui n'offraient aucune dartre extérieurement, mais dont le sang charriait les atomes de l'infection dartreuse.

Une dernière preuve de la contagion des dartres se trouve dans l'observation suivante.

On sait que la *gale* est produite par un insecte (*acarus*) qui se loge sous l'épiderme ; certaines espèces de dartres sont également dues à un parasite ayant une parfaite ressemblance avec le *kermès* des végétaux. Les travaux de Raspail tendent à confirmer ce fait :

« Un enfant âgé de quinze ans, dit ce savant chimiste, fut pris aux environs du sein droit d'une démangeaison des plus insupportables, suivie d'une rougeur qui, s'étendant de proche en proche, avait acquis le diamètre d'un écu. Le surlendemain, d'autres taches se formèrent à quelques lignes de la première, et ressemblaient très-bien à l'*impetigo* (dartre vive). On apercevait à la loupe une multitude de petits points noirs incrustés dans le tissu de la tache, j'enlevai plusieurs de ces points qui laissèrent un chaton assez profond d'où suinta une humeur limpide. Observés sous un fort grossissement, ces petits points me parurent, quant à leur forme et à leur développement, offrir une grande analogie avec les *kermès* (insectes microscopiques) qui s'attachent aux feuilles et à l'écorce des végétaux. Ces insectes restent fixés à la place où ils se trouvent, pondent, se laissent dévorer par leurs enfants qui, à leur tour, vont se fixer dans le voisinage pour y pondre et mourir comme leurs parents; d'où il arrive que chaque migration des *kermès* produit un cercle de points concentriques au point originel. Le premier cercle indique la première génération; le second cercle la seconde génération, et ainsi de suite. »

La cause spécifique de la dartre étant connue, Raspail lui appliqua ce traitement : il plaça une compresse imbibée d'eau-de-vie camphrée sur la dartre de l'enfant composée de plusieurs taches, et les démangeaisons cessèrent presque subitement. Les taches les plus récentes bornèrent leurs progrès ; les taches les plus anciennes s'oblitérèrent peu à peu, et en trois jours il ne restait plus de traces ni des unes ni des autres.

Ainsi, d'après ce qu'on vient de lire, plusieurs espèces de dartres seraient dues à des parasites appartenant soit au règne végétal, soit au règne animal. Cette connaissance de la cause amène à cette conclusion : Le moyen le plus sûr de guérir ces dartres est de détruire le parasite qui les produit et les entretient. Ce moyen est de l'eau-de-vie camphrée ou l'eau salée ammoniacale, selon Raspail ; mais ces agents peuvent, dans certaines circonstances, irriter violemment la peau et occasionner des accidents sympathiques. On leur substitue avec avantage l'eau créosotée, ou l'huile d'amandes amères dans laquelle on a versé quelques gouttes de teinture d'iode.

GALE.

Les observations microscopiques ont clairement démontré que cette dégoûtante maladie est due à la présence d'un insecte parasite (l'*acarus*), qui se loge sous l'épiderme et provoque une irritation, caractérisée par de petites vésicules blanchâtres remplies de sérosité et accompagnées d'une vive démangeaison.

La gale se communique avec la plus grande facilité, soit par le contact immédiat des parties affectées, soit par le contact des linges ou vêtements d'un galeux. Ce contact a pour effet de déposer l'insecte lui-même ou quelques-uns de ses œufs sur la peau de la personne saine qui ne tarde pas à éprouver un prurit incommode et à voir la maladie se développer.

Le moyen le plus simple comme aussi le plus prompt pour détruire l'*acarus* est de lotionner les parties galeuses avec l'eau suivante :

Iodure de soufre ou de potassium.	10	grammes.
Eau.	1,000	—

Après ces lotions, et lorsque la peau est fendillée ou crevassée, on fait une onction avec la pommade ci-après :

Poudre de staphysaigre. . .	50	grammes.
Graisse bouillante. . . .	500	—

Cette pommade a été éprouvée sur une multitude de galeux par le docteur Bourguignon qui en est l'inventeur.

Après cinq jours de traitement, à deux lotions et frictions par jour, on prend un bain savonneux.

Dans le cas où la maladie résisterait, on conseille le sulfure de chaux réduit en poudre.

On met dans le creux de la main un demi-gros de

cette poudre, on l'arrose de quelques gouttes d'huile, puis on frictionne les parties galeuses. Deux ou trois bains savonneux sont indispensables pendant ce traitement, pour bien nettoyer la peau. Une tisane diaphorétique favorise l'action du sulfure de chaux et hâte la guérison.

Le traitement le plus prompt contre la gale est, sans contredit, celui-ci :

Le matin, on prend un bain savonneux. — Au sortir du bain, on se frotte avec la pommade *sulfuro-alcaline* d'Helmérich ainsi composée :

Fleurs de soufre.	20	parties.
Carbonate de potasse. . . .	10	—
Axonge fraîche.	80	—

Vers midi, on pratique une seconde friction. — A quatre heures, on prend un autre bain savonneux ; on fait une troisième friction, en sortant du bain. — Le soir, avant de se coucher, on pratique une quatrième et dernière friction. Le lendemain, on se nettoie dans un bain savonneux, et la gale a complétement disparu.

CHAPITRE VII.

DE QUELQUES AFFECTIONS QUI PEUVENT ALTÉRER LA BLANCHEUR, LE POLI DE LA PEAU, LA RÉGULARITÉ DES LIGNES ET DES FORMES.

FURONCLES. — PHLEGMONS.

Le furoncle est une inflammation circonscrite d'une petite portion de peau. Son siége est dans les prolongements du tissu cellulaire sous-jacent qui partent de la face profonde du derme et viennent former à sa face supérieure les aréoles du corps muqueux. Cette inflammation se termine ordinairement par la mortification des prolongements cellulaires et par leur expulsion sous forme de matière pultacée, nommée *bourbillon*.

La meilleure manière de se débarrasser d'un furoncle est de le faire avorter dès son début. Pour cela, on perce le sommet du furoncle ; on donne issue à quelques gouttes de sang, par la pression, et l'on cautérise ensuite la petite ouverture avec la pointe d'un pinceau trempée dans l'ammoniaque liquide concentré. Mais si l'inflammation était trop avancée pour en espérer la résolution, il faudrait couvrir le furoncle de cataplasmes émollients ou d'onguents maturatifs et attendre l'expulsion du bourbillon par la suppuration.

Lorsque plusieurs furoncles se succèdent sans cesse et depuis longtemps, c'est-à-dire qu'à peine l'un est guéri, un autre se déclare, la personne doit garder un régime, et, si les voies digestives ne sont point irritées, prendre quelques légers purgatifs dont l'action révulsive fait ordinairement disparaître cette habitude vicieuse de la peau à produire des furoncles.

Le **phlegmon** ne diffère du furoncle que par un foyer plus étendu; son traitement est le même.

COUPURES

Les coupures ou blessures sont ordinairement faites soit par des instruments d'acier, soit par des fragments tranchants de verre, de cailloux, etc.; elles peuvent intéresser superficiellement ou profondément les tissus, et avoir leur siége sur les régions les plus apparentes du corps, comme le visage, le cou, les bras et les mains.

Selon leur cicatrisation régulière ou vicieuse, les coupures restent imperceptibles ou produisent une marque indélébile fort désavantageuse à la beauté. Nous indiquerons succinctement la meilleure méthode de guérison.

La première chose à faire, quand la peau vient d'être entamée, est de s'assurer si la blessure ne recèle aucune parcelle du corps vulnérant ou toute autre molécule étrangère qui aurait pu s'y introduire, et de les retirer avec soin si l'on y en découvre. On étanche ensuite le sang, et l'on affronte exactement les deux lèvres de la plaie, qui doivent être maintenues, réunies par des bandelettes agglutinatives de sparadrap, si la blessure est étendue, ou de taffetas gommé si la coupure est petite. Il ne faut pas craindre de multiplier ces bandelettes, afin d'obtenir une réunion solide, non susceptible d'être dérangée par les mouvements obligés de la partie entamée. La lymphe plastique transsudant des ramuscules vasculaires divisés colle, c'est le mot, les lèvres de la plaie. et forme à sa surface une ligne blanchâtre.

Il est important de faire observer que moins une blessure reste exposée à l'air, plus il y a de chances de cicatrisation sans suppuration. Une coupure bien réunie, et solidement maintenue pendant six à huit jours, se cicatrise complétement ; mais aussi le moindre *hiatus*, laissé entre les lèvres de la plaie, fait échouer la *réunion immédiate*. Dans les blessures avec hémorrhagies ou écoulement de sang artériel qu'on ne peut arrêter par des moyens ordinaires, on a conseillé des agents hémostatiques, dont les plus efficaces sont la solution d'*ergotine et l'eau Brocchieri*. L'eau Brocchieri surtout est regardée jusqu'ici comme l'hémostatique par excellence ; appliquée, au moyen de linges imbibés, sur des artères ouvertes, elle en arrête promptement l'hémorrhagie et favorise leur cicatrisation.

Enfin, si la blessure était profonde, la perte de sang considérable, inquiétante, le ministère d'un chirurgien est indispensable.

CICATRICES DE SANGSUES ET DE VENTOUSES SCARIFIÉES.

Lorsqu'une maladie grave exige l'application de sangsues ou de ventouses scarifiées sur une des régions apparentes du corps, comme au visage, au cou, sur la poitrine ou les épaules, etc., on doit choisir de petites sangsues afin que les piqûres restent imperceptibles ; on doit surtout veiller à ce que ces piqûres se cicatrisent promptement et sans suppurer. Quant aux scarifications, elles doivent toujours être légères, car les cicatrices qui résultent d'incisions profondes sont désagréables et ineffaçables. La ventouse scarifiée est plutôt un moyen de révulsion à la peau qu'un moyen de déplétion sanguine.

BRULURES.

Il est peu d'affections dont le traitement ait été plus exploité par le charlatanisme que celui de la brûlure. Tous les charlatans des foires possèdent un onguent infaillible contre la brûlure, et il n'est pas de commère qui ne vante son secret comme supérieur à celui des autres. On doit se défier de ces spécifiques, parce qu'ils sont, en général, plus dangereux qu'innocents.

Le traitement de toute brûlure se résume dans ces deux moyens : — Faire avorter l'inflammation qui la suit nécessairement ; — la modérer par des moyens thérapeutiques, lorsqu'il a été impossible de la faire avorter. Nous ne nous occuperons point des brûlures graves et de grande étendue : leur traitement appartient exclusivement à l'art chirurgical ; il ne sera question ici que des brûlures légères.

Les brûlures qui affectent les doigts, les mains, le visage et autres parties du corps exposées à la vue, doivent être soignées à l'instant même, si l'on ne veut pas qu'il en résulte une cicatrice disgracieuse et quelquefois nuisible à la liberté des mouvements.

De tous les traitements, de tous les remèdes préconisés contre la brûlure, voici le plus rationel et le meilleur : — A l'instant même qu'on s'est brûlé, il faut tremper la partie atteinte dans un vase contenant de l'*ammoniaque liquide pure ;* la douleur cesse presque aussitôt. On laisse baigner la brûlure pendant cinq minutes, puis on la retire pour la tremper dans l'eau froide, une minute seulement. On la replonge dans l'ammoniaque cinq minutes encore, et ensuite une minute dans l'eau froide. Cette petite opération doit être alternativement renouvelée pendant trente à quarante minutes. Alors, on enveloppe la brûlure avec du coton cardé, et on la laisse en repos. Si la douleur reparaissait au bout de quelque temps, on recommencerait l'immersion alternative dans l'ammoniaque et l'eau froide. Mais dans la majorité des cas la première opération suffit pour faire avorter la brûlure.

Si le siége de la brûlure, comme au visage, au cou, à la poitrine, etc., ne permettait pas son immersion, on appliquerait dessus des compresses pliées en plusieurs doubles et imbibées d'ammoniaque *pur;* au bout de cinq minutes, on enlève les compresses pour en substituer d'autres imbibées d'eau froide, et l'on renouvelle ce changement pendant le même temps indiqué ci-dessus; puis on l'enveloppe de coton.

Sous l'influence de ce petit traitement, la phlyctène ou vésicule séreuse n'a point lieu; la douleur est nulle, la brûlure a complétement avorté; le lendemain, l'épiderme est racorni, et au bout de quelques jours il se détache par lambeaux ayant l'aspect de rognures de baudruche.

Nous avons à dessein souligné le mot *ammoniaque pur*, parce que plusieurs médecins avaient prétendu que, dans notre première édition, le mot *pur* était une faute d'impression, que l'ammoniaque *pur* était caustique, et qu'il était irrationnel de vouloir brûler une partie déjà brûlée. Cependant les bonnes femmes de la campagne savent qu'on guérit une brûlure en l'approchant du feu, afin de racornir l'épiderme; mais ce moyen est douloureux, tandis que l'ammoniaque pur obtient le même résultat, en calmant la douleur.

Maintenant nous allons donner l'explication physiologique du mode d'action de l'ammoniaque sur les tissus.

L'ammoniaque possède des propriétés diffusibles très-remarquables ; il liquéfie le sang qui tend à se coaguler, et rétablit la circulation ralentie. Cette propriété a été mise à profit contre la stagnation du sang au cerveau, dans l'ivresse. — D'un autre côté, l'ammoniaque a une action caustique sur l'épiderme vivant ; son contact prolongé développe une vésicule. Mais sur l'épiderme brûlé, les choses se passent autrement. La brûlure a détruit la vitalité du tissu épidermique ; les fluides blancs que sécrètent les innombrables vaisseaux du tissu vasculaire de la peau n'étant plus maintenus par la couche épidermique, ces fluides affluent en abondance à la partie brûlée, soulèvent l'épiderme aminci, et forment des vésicules remplies de sérosité. L'ammoniaque ayant la propriété de durcir l'épiderme brûlé lui donne la force de résistance qu'il avait perdue, le colle sur le tissu muqueux de la peau, et rend impossible l'afflux de la sérosité. De plus, son action diffusible force les fluides, un instant retardés dans leur marche, de reprendre leur circulation normale, et les éloigne par conséquent de la partie brûlée.

Un autre moyen de guérison, lorsque la brûlure

n'est pas trop profonde, et qu'on n'a point d'ammoniaque sous la main, est le coton cardé. La manière de l'employer est fort simple : on commence par immerger la partie brûlée dans l'eau froide pour chasser les fluides qui affluent ; on l'essuie, puis on l'enveloppe d'une couche épaisse de coton cardé que l'on maintient par un petit bandage. Cinq ou six heures après, on renouvelle le coton. L'application du coton cardé arrête subitement la douleur, et s'oppose à la formation de la phlyctène. Au bout de quelques jours, on n'aperçoit plus, sur la peau brûlée, qu'un épiderme durci et luisant, qui, avec le temps, se détache de lui-même sans laisser de cicatrice. Nous ne saurions trop recommander ce moyen si simple, et qui est à la portée de tout le monde.

La médecine emploie comme spécifique contre les brûlures, le liniment *oléo-calcaire*, dont nous donnons la composition dans le formulaire qui termine cet ouvrage. Les effets de ce liniment sont loin d'être satisfaisants, et, pour notre part, nous avons vu cinq ou six applications oléo-calcaires échouer complétement. Lorsqu'on enleva ce liniment au bout d'un certain temps, on trouva au-dessous la brûlure changée en plaie suppurante. Nous pensons donc que ce moyen est loin d'être un spécifique, et nous lui préférons de beaucoup l'ammoniaque et le coton cardé.

ENGORGEMENT DES GLANDES SÉBACÉES.

Au chapitre qui traite de l'anatomie physiologique de la peau, il a été question de ces petites glandes ; nous ne reviendrons pas sur leur description.

Il se fait à la peau de certaines régions du corps une excrétion de matière onctueuse nommée *humeur sébacée.* Lorsque les conduits excréteurs des utricules ou petites glandes qui la fournissent sont obstrués, l'humeur sébacée, ne trouvant plus d'issue, se condense, se durcit et donne lieu soit à une irritation locale de la peau qui se traduit ordinairement par de petits boutons à sommets blanchâtres, soit à de petites concrétions ayant l'aspect et la forme de grains de millet, presque toujours situées sur la paupière supérieure ou au-dessous de la paupière inférieure, sur les pommettes ou aux environs des ailes du nez.

Le moyen le plus prompt de guérir les boutons produits par l'humeur sébacée durcie est de les percer à leur sommet, dès le début; ensuite, on les pince fortement entre deux doigts pour expulser le petit grumeau blanchâtre, cause de l'irritation. Son expulsion donne lieu à la sortie d'un peu d'humeur sanguinolente, et au bout de quelques heures le bouton s'est complétement affaissé. L'humeur qui a suinté de la piqûre forme croûte en se desséchant ; deux jours après, cette petite croûte se détache, tombe, et tout a disparu.

Au contraire, si on laisse le bouton arriver à maturité et se percer naturellement par le travail inflammatoire, sa durée est de sept à huit jours et, après sa cicatrisation, il reste sur la peau une petite tache rougeâtre qui, selon la profondeur de l'ancien foyer d'irritation, persiste pendant des semaines et quelquefois des mois entiers.

Quant aux petites concrétions miliaires des paupières, des pommettes et des ailes du nez, elles sont indolores et n'ont d'autre inconvénient que de tacher la peau ; véritables corps étrangers, situés au-dessous de l'épiderme, il suffit, pour en débarrasser le visage, de fendre l'épiderme qui les recouvre et de les expulser par la pression.

Les conduits excréteurs des glandes sébacées sont aussi sujets à un engorgement et une dilatation qui rend leurs orifices plus ou moins apparents à la superficie de la peau. La matière caséeuse dont leurs goulots sont remplis peut être facilement expulsée par la pression ; on se convaincra du fait en pinçant entre la pulpe des doigts la peau de l'extrémité du nez ou de ses ailes. La matière vermiforme qui en sort a, sans doute, donné lieu au proverbe : *Tirer les vers du nez*.

Le nom de *tannes* a été donné à ces concrétions de l'humeur sébacée, parce qu'elle se montre sous l'épiderme comme les piqûres qu'on voit sur les cuirs tannés. Chez certaines personnes, les tannes se montrent si nombreuses au visage, que la peau en est entièrement piquée ; l'extrémité des tannes se noircit au contact de l'air ou de la poussière, et la peau reste criblée de petits points noirs qui résistent aux lavages répétés d'eau de savon. Dans ce cas, on a prescrit de laver le visage avec du lait d'amandes amères, acidulé par quelques gouttes de suc de citron. Mais ce moyen et beaucoup d'autres, tels que les onctions avec de l'huile de muscade, du miel, de la crème acidulée par du suc de citron, etc , etc., sont absolument nuls : les tannes persistent toujours avec une désespérante ténacité.

Il n'existe rationnellement qu'un seul moyen d'agir sur les tannes, c'est de les dégorger et d'effacer le point noir situé à fleur de peau. On obtient ce résultat en faisant usage d'une pâte que nous avons nommée *détersive* parce qu'elle nettoie et polit à l'instant même la surface épidermique.

Les vertus détersives et blanchissantes de cette pâte unique sont des plus remarquables. En effet, la *pâte détersive* nettoie admirablement la peau de toute tache ou impureté ; elle dissout les tannes et resserre les conduits sébacés qui les produisent ; elle polit l'épiderme et lui fait acquérir une blancheur qu'on chercherait vainement à lui donner avec toute autre préparation.

Manière d'opérer. — Prenez avec le bout du doigt un peu de pâte détersive, étendez-la sur la partie que vous voulez nettoyer et frottez en tous sens, jusqu'à ce que l'enduit soit sec. Alors, prenez suffisante quantité de *crème-neige*, avec laquelle vous onctionnerez la peau et la frictionnerez, pour enlever le blanc qui y adhère. Enfin, essuyez la partie avec un linge sec, et l'opération est terminée ; la peau, complétement débarrassée de tannes et autres impuretés, est arrivée à son plus haut degré de propreté, de souplesse et de fraîcheur. — S'il arrivait que cette petite opération causât une légère irritation aux peaux délicates, une simple onction de *crème-neige* suffirait pour l'abattre immédiatement.

Les tannes de grande dimension, c'est-à-dire qui forment un petit trou dans la peau doivent se traiter d'une autre manière. Un procédé qui réussit toujours et le seul que nous conseillons est la destruction du follicule où est logée la tanne. Voici comment on opère : — On commence par enfoncer perpendiculairement une aiguille très-fine dans la tanne; lorsqu'on est parvenu à une profondeur d'une ligne, ce qui s'annonce par une légère douleur, on donne une direction oblique à l'aiguille; puis on la retire vivement, afin de déchirer la capsule folliculaire; ensuite on presse fortement avec les doigts pour expulser la tanne rougie de sang. Quand la déchirure a été complète, la capsule folliculaire s'enflamme, et il en résulte une cicatrisation intérieure qui oblitère pour toujours le conduit excréteur de la glande sébacée. Cette petite opération ne doit se pratiquer que sur les tannes de large dimension, et seulement sur quelques-unes à la fois; pratiquée sur un plus grand nombre, dans le même jour, l'opération deviendrait douloureuse et pourrait causer une vive irritation des parties circonvoisines. Lorsque la déchirure est cicatrisée, on fait usage de temps à autre de la *pâte détersive contre les tannes*.

VERRUES.

Tout le monde connaît l'affection que désigne le mot verrue; mais ce que bien des personnes ignorent, c'est que ces petites excroissances ont leur sommet dans la couche fibreuse de la peau, et qu'elles jettent leurs racines à la surface de l'épiderme.

La verrue naît d'un ou de deux prolongements fibreux qui, en traversant la couche muqueuse de la peau, se divisent en radicules plus ou moins nombreuses, d'où dépend la largeur de la verrue, et d'où il résulte qu'en détruisant les racines on ne détruit pas la verrue: c'est le sommet qu'il faut attaquer.

On distingue trois espèces de verrues : — les *pendantes* ou à pédicule, — les *rondes* et les *plates*. On rencontre souvent des personnes chez qui les verrues pullulent sur la peau des mains, ce qui a fait croire que le contact de ces rugosités, et surtout du sang qui en sort lorsqu'on les déchire, était contagieux. Cette assertion est encore à prouver.

Une foule de procédés, parmi lesquels il en est de fort bizarres, ont été proposés pour la destruction des verrues : nous n'indiquerons que les plus simples et les meilleurs.

Les verrues pendantes s'excisent avec l'instrument tranchant, ou se lient avec un fil de soie ciré. On pratique la ligature le plus près possible de la base, et l'on serre jusqu'au moment où une vive douleur se fait sentir; quelques heures après, on serre de nouveau, et l'on recommence ainsi, pendant deux ou trois jours, jusqu'à ce que la verrue desséchée se détache et tombe.

Pour les verrues plates et rondes, le meilleur procédé est de les couper au vif, et, après en avoir étanché le sang, de toucher la petite plaie avec un pinceau très-mince humecté d'acide nitrique. On peut, en guise de pinceau, se servir d'un cure-dent qu'on trempe dans l'acide nitrique; mais il faut avoir bien soin de ne laisser tomber sur la verrue qu'une très-petite gouttelette, car une plus grande dose d'acide creuserait trop profondément la peau. On touche ainsi la verrue deux ou trois fois par jour, et, lorsqu'on aperçoit les racines se désunir, on essaye de les arracher avec de petites pinces; si l'on y parvient, la guérison est complète. On recommande aux personnes qui portent plusieurs verrues, à côté les unes des autres, sur la même partie du corps, de n'attaquer que les plus grosses, ; l'expérience a démontré que la chute des petites verrues suit ordinairement celle des grosses.

Lorsque les verrues ont pullulé au point de couvrir les doigts, les mains, ou toute autre partie, l'emploi du caustique serait trop long et trop douloureux. On conseille le procédé suivant, comme réussissant fort bien :

Recouvrir, pendant la nuit, la partie verruqueuse d'un morceau de sparadrap, et, mieux, d'un cataplasme; le lendemain, laver la peau à l'eau vinaigrée, l'essuyer et la frotter avec du sel ammoniac. On doit faire quatre ou cinq frictions dans la journée. Continuer ainsi pendant trois ou cinq jours, au bout desquels les verrues tombent d'elles-mêmes. Si le sel ammoniac n'obtenait point l'effet désiré, on lui substituerait la poudre de sabine.

CHAPITRE VIII.

TÊTE.

La tête, cette partie la plus noble de l'homme, qui le rend le plus beau et le plus intelligent de tous les êtres vivants, la tête, douée d'une étonnante malléabilité pendant le premier âge, est susceptible de prendre toutes les formes que l'art veut lui donner. Si l'on ouvre l'histoire, on voit que les peuples de l'antiquité, selon les idées de beauté qu'ils attachaient à telle ou telle forme, arrondissaient, aplatissaient ou allongeaient la tête de leurs enfants. Hippocrate cite les *Macrocéphales*, peuples auxquels ce nom fut donné à cause de la longueur de leur tête. — Strabon parle des *Sigynes*, peuples voisins du Caucase, également remarquables par l'allongement postérieur du crâne. — Depuis un temps immémorial, les bonzes ou prêtres chinois ont une tête presque conique; cette conformation qui distingue leur caste est due aux manœuvres exercées sur le crâne de leurs enfants en bas âge. Les peuplades d'Amérique et de l'Océanie offrent des têtes encore plus singulières : les unes sont carrées, les autres triangulaires ; ici, elles s'allongent en melon ou s'élargissent en poire ; là, elles s'arrondissent en boule. Parmi ces têtes, plus ou moins bizarres, il y en a de monstrueuses, d'effrayantes.

Les voyageurs, qui ont vérifié les faits et cherché la cause de ces déformations, s'accordent à dire que les mères façonnent ainsi la tête de leurs enfants au moyen de planchettes ou de plaques de plomb fixées sur les os du crâne par des bandages ; il y a des contrées où la compression se fait avec des moules en terre argileuse. Quelques années de ces manœuvres suffisent pour faire arriver la tête à la forme désirée.

Le nez, les paupières, les lèvres, les oreilles, sont également pétris et façonnés avec le même succès. Les Hottentots aplatissent le nez de leurs enfants. Les Péruviens l'allongent par de continuels tiraillements. Plutarque nous apprend qu'un nez long et aquilin était regardé par les anciens Perses comme le seul digne d'orner une face royale. Une foule d'eunuques entouraient le berceau des princes, et étaient incessamment occupés à lui tirer le nez pour lui donner une majestueuse longueur. — Les Chinois regardent les yeux à demi ouverts et obliquement fendus comme une grande beauté ; et les femmes, dès l'âge le plus tendre, obtiennent, par des tiraillements répétés, cette forme recherchée. Certains peuples font un grand cas des grosses lèvres, chez d'autres les longues oreilles sont à la mode ; on sait que rien n'est plus facile que d'obtenir ce développement hideux. — Les cheveux sont de même susceptibles d'être modifiés dans la longueur, l'épaisseur et la couleur ; c'est ce que le lecteur sera à même de vérifier dans notre brochure sur les cheveux (1).

Physiognomonie. — Une tête trop grosse relativement au corps, comme chez les enfants et les nains, est l'indice d'un esprit lourd, paresseux, endormi. — Les têtes trop petites décèlent un esprit léger, frivole, étourdi, et peu susceptibles d'études sérieuses. — Les têtes de moyenne grosseur sont les mieux conformées pour l'esprit et le bon sens.

(1) ***Hygiène médicale des cheveux et de la barbe,*** indiquant les moyens d'obtenir une pousse vigoureuse, d'arrêter la chute et le grisonnement, et de régénérer les cheveux sur les crânes les plus chauves; enfin, de ***régénérer la couleur noire des cheveux blancs et roux*** au moyen d'aliments et de boissons.

CHAPITRE IX.

DU VISAGE.

Un beau visage est le plus attrayant de tous les spectacles, a dit la Bruyère; il ne faut pas s'étonner si tout le monde s'empresse de l'admirer. Le visage est, en effet, la région la plus frappante du corps, celle sur laquelle les regards se fixent de préférence.

Le lacis vasculaire qui s'étend sous l'épiderme du visage et le grand nombre de petits muscles sous-cutanés concourent à lui donner le mouvement et la vie. Chaque partie de la face a son expression propre, chaque faisceau musculaire son langage particulier; chaque fibre qui se contracte ou se détend, sous l'influence de l'action nerveuse, va former un trait sur la peau faciale : vraie toile vivante où viennent se peindre les affections physiques et morales, où les passions humaines laissent toujours leur empreinte. C'est à cette faculté qu'ont les traits du visage de pouvoir agir ensemble ou séparément qu'est due la variété des expressions mimiques.

Nos pensées, nos sentiments, nos affections diverses, trouvent dans les muscles de la face le mode d'expression qui leur est propre, de telle sorte que la contraction ou le relâchement musculaire, et le changement de couleur de la peau, peuvent rendre toutes les nuances de la joie, de la tristesse, de l'amour, de la colère, de la crainte, etc., etc.

Les sujets irascibles, emportés, offrent des empreintes plus ou moins profondes à la racine du nez et près des arcades sourcilières. — Un sourire permanent sur les lèvres creuse des sillons autour des ailes du nez et sur les joues. — La tristesse et la méditation abaissent les sourcils et plissent la peau du front. — Les rides de l'angle externe de l'œil, vulgairement nommées *pattes d'oie*, sont produites par la contraction incessante du muscle orbiculaire des paupières, et les causes de cette contraction sont : une trop vive lumière, les chagrins, les passions tristes, l'âge, etc. — Le relâchement des muscles et la maigreur creusent aussi des sillons sur le visage, mais qui se comblent à mesure que la santé ramène l'embonpoint.

Les émotions légères et de courte durée ne laissent aucune trace sur les traits : les émotions vives, si elles sont souvent répétées et longtemps prolongées, finissent par y laisser leur empreinte. Pendant la jeunesse, le visage est exempt de ces sortes d'empreintes, par la raison que les émotions sont passagères ; mais à mesure que l'homme s'avance dans la vie, à mesure que ses passions grandissent, se développent et l'assiégent, certains muscles du visage agissent incessamment, tandis que d'autres restent dans une complète inaction. Cette répartition inégale de l'action musculaire est la cause efficiente des rides et sillons qui creusent telle ou telle partie du visage.

Les physiognomonistes ont divisé les mouvements de la face, résultant de l'influence morale, en trois classes : les expressions *expansives*, — les *oppressives* — et les *convulsives*.

Les expressions *expansives* se manifestent par l'épanouissement des traits : le front est serein ; les sourcils, légèrement élevés vers leur milieu, sont immobiles ; l'œil brille, les narines se dilatent, l'arc de la bouche se tend et ses extrémités se relèvent ; les joues se tendent, s'arrondissent ; le sourire naît et se promène sur des lèvres animées d'un vif incarnat. C'est ce qui arrive dans la joie, l'amour, le bonheur, la douce espérance, etc.

Dans les expressions *oppressives*, telles que la crainte, les remords, les regrets, l'espoir déçu, etc., on remarque le relâchement de la plupart des muscles et l'allongement des traits, la décoloration de la peau, l'inquiétude générale, la tristesse et l'abattement.

Les expressions *convulsives* sont caractérisées par la subite action des muscles : les traits sont tirés, tendus, les sourcils violemment contractés ; l'œil reste largement ouvert et lance des étincelles ; les mâchoires sont fortement resserrées ; la peau se montre tantôt froide, décolorée, et tantôt rouge, enflammée. Ces mouvements convulsifs, véritables attaques de nerfs, se propagent bientôt à l'organisation entière, comme cela se voit dans les emportements occasionnés par la colère, la haine, la vengeance, le désespoir, etc.

Les expressions et altérations physionomiques sont dues à l'augmentation ou à la diminution de l'irritabilité musculaire Dans les passions violentes ou exaltées, il y a augmentation ; dans les passions tristes ou concentrées, il y a diminution.

Ce court exposé démontre le rôle important que remplit l'appareil musculaire de la face ; or, c'est en dirigeant sagement l'action de tel ou tel ordre de muscles qu'on parvient à donner au visage les diverses expressions de beauté, de noblesse, de calme, de joie et de douleur dont nous venons de parler.

La beauté du visage dépend de l'harmonie de tous les traits, mais la perfection de l'ovale en est la base; et selon que l'ovale se rapproche ou s'éloigne de la perfection, le visage gagne en beauté, en noblesse, ou perd de ses charmes.

L'ovale doit être formé par deux lignes qui partent de la symphyse du menton, montent en s'élargissant, et viennent se rejoindre au sommet du front, de manière à dessiner un arc de cercle. La plus grande largeur de l'ovale doit être vers le point correspondant à l'extrémité temporale du sourcil.

L'ovale de la femme, moins large à la région frontale, est. par cela même, plus régulier, plus gracieux; son épanouissement, ayant lieu au-dessous du point qui correspond aux commissures de la bouche, donne à la forme du menton beaucoup plus de délicatesse.

La face a été, en outre, partagée par les physionomistes en trois zones transversales de dimensions égales. La première s'étend depuis le sommet du front jusqu'aux sourcils; la deuxième, des sourcils à la base du nez; la troisième, du nez à l'extrémité du menton. La parfaite régularité de ces trois zones est une des conditions exigées pour la beauté du visage.

Physiognomonie. — Une face large et joufflue annonce un caractère gai, jovial, mais peu réfléchi; une face resserrée, petite et maigre, indique la réflexion, la prudence, une âme soucieuse et concentrée. — Un visage gras, frais et rond, dénote une organisation lymphatique, peu susceptible de vigueur et d'énergie; un caractère bon, mais lent et paresseux. — Un visage osseux, avec des pommettes saillantes et un menton aigu, décèle un tempérament bilieux; un caractère ferme, opiniâtre, plein de vigueur et susceptible d'actes les plus énergiques. — Les visages ridés avant l'âge annoncent des souffrances morales ou physiques; un caractère caché, soupçonneux, difficile. — Les visages dont les deux côtés ne sont point symétriques ou qui offrent de l'irrégularité dans les traits, comme un nez tortu, une joue plus grosse ou moins colorée que l'autre, la bouche ou les yeux de travers, etc., annoncent un esprit inégal. La raison de ce fait se trouve dans l'inégalité de dimension et de force des deux hémisphères cérébraux. Les sens doubles, comme la vue et l'ouïe, dont la force n'est pas en parfait équilibre de chaque côté, apportent au cerveau des sensations inégales, d'où résultent le peu de justesse des perceptions et les idées boiteuses.

Hygiène. — Les soins hygiéniques du visage sont relatifs à chaque trait. L'éducation, qui doit marcher de pair avec ces soins, donne à la physionomie l'éloquente expression des sentiments qui animent l'homme. Si vous brutalisez les enfants, si vous les tenez dans un état continuel de soumission passive et de crainte, ils prendront un air faux, hypocrite ; si, au contraire, vous les élevez dans la liberté sage et la douce confiance, leur physionomie respirera la franchise et la gaieté. Éloignez d'eux toute sensation pénible, tout sentiment de tristesse et de crainte, alors vous aurez des visages francs et ouverts, pleins de noblesse et de loyauté; car les sentiments et les passions impriment au visage les divers mouvements qui les caractérisent. Ainsi que l'eau tranquille d'un lac réfléchit le nuage et l'oiseau qui passent, de même sur les traits du visage viennent se peindre les émotions du cœur et de l'âme.

Le visage, ainsi qu'on vient de le voir, est la région du corps qui frappe le plus les yeux ; il devait être naturellement le principal objet de l'art calliplastique et de la cosmétique : aussi, quelle immense quantité de recettes pour l'embellir, quelle foule de procédés pour atténuer et masquer ses imperfections! Malheureusement la plupart des merveilleux secrets, dont retentit la presse, n'obtiennent jamais le résultat annoncé, et bien souvent ils produisent un effet tout contraire. Nous avons déjà fait connaître au lecteur la cause de cette impuissance des agents cosmétiques prônés par le charlatanisme.

En y faisant attention, on remarquera que toutes les inventions cosmétiques tendent vers le même but, celui de donner à la peau la blancheur, le coloris, la fraîcheur, etc. Il n'est jamais venu à l'esprit de ceux qui ont traité de la beauté d'aller à la recherche des moyens d'agir sur la forme, de régulariser les traits lorsqu'ils pèchent par le défaut de symétrie ou de proportions, de les redresser lorsqu'ils sont de travers, en un mot, de combattre ce qu'ils ont de vicieux et de les rendre agréables. Cependant, si la blancheur et le coloris sont une des conditions de la beauté, nous croyons que la régularité des traits est une condition non moins essentielle; et l'on peut affirmer, sans être paradoxal, qu'il est plus facile de modifier la forme que de changer la couleur.

L'art de modifier les traits du visage et les formes du corps par l'alimentation, la gymnastique et les moyens orthopédiques, se trouve exposé dans notre ouvrage intitulé : *Hygiène et perfectionnement de la beauté humaine.*

C'est surtout dans l'âge qui précède la puberté que le corps se prête facilement aux modifications calliplastiques, et reçoit de cet art les dons précieux de la beauté. Plus tard, on parvient encore à régulariser les formes et les traits, mais avec d'autant moins de facilité que le sujet est plus avancé en âge. C'est pour ces motifs que les mères éclairées doivent retenir les préceptes que renferme l'*Hygiène médicale du Visage*, et en faire de bonne heure l'application sur leurs enfants. La passion pour la beauté, si naturelle aux femmes, le désir si vif de toute mère d'avoir de beaux enfants (1), leur persévérance à continuer les moyens qu'elles croient propres à les embellir, leur donnent la pleine assurance de réussir dans les réformes calliplastiques; et nous ne craignons pas d'avancer que la femme intellectuelle, dirigée par notre manuel, deviendra une habile calliplaste.

(1) Consultez l'*Hygiène du Mariage*, ou Histoire naturelle et médicale de l'homme et de la femme mariés : quatrième édition.

En décrivant chaque trait du visage, chaque région du corps, chaque organe, nous aurons soin d'indiquer, avec détail, les divers moyens hygiéniques les plus favorables à leur belle conservation, et les meilleurs procédés calliplastiques pour régulariser les lignes vicieuses et modifier les formes désagréables ou contrefaites.

CHAPITRE X.

TRAITS ET ORGANES DU VISAGE.

Du **front**. — Le front est la région la plus élevée, la plus étendue et la plus caractéristique de toutes les parties de la face ; elle en forme le couronnement et concourt à sa beauté ainsi qu'à sa majesté. On sait que la hauteur du front, sa largeur et la régularité de ses proportions donnent la mesure des facultés intellectuelles. Le relâchement de la peau du front, ses plis et rides font connaître les passions qui ont sillonné le cœur humain et qui l'agitent encore. En d'autres termes, la partie antérieure de la boîte osseuse du crâne, dans sa forme et ses dimensions, donne la somme des facultés morales de l'individu; et la partie cutanée, par sa tension, son relâchement et ses plis, indique l'usage qu'il en fait.

Le front, pour être beau, ne doit être ni trop haut ni trop bas, ni trop plat ni trop rond, ni trop étroit ni trop large ; les cheveux doivent le borner en haut et sur les côtés, sans empiéter sur son galbe ; car si un crâne chauve est peu agréable à voir, un front sur lequel les cheveux descendent trop bas est plus désagréable encore.

Physiognomonie. — Le front, depuis sa naissance jusqu'au-dessous des sourcils, peut être comparé à un tableau numératif des sentiments de l'individu et de ses facultés pour les arts et les sciences. —Les fronts hauts et larges, mais bien proportionnés, sont le signe infaillible d'une riche intelligence. — Les fronts vastes et proéminents du Jupiter Olympien et de la Minerve du Parthénon semblent grossis de l'éternelle sagesse.—Les fronts petits, étroits, resserrés dénotent, au contraire, une pauvreté intellectuelle et souvent l'idiotie. — Les individus souples et flatteurs ont le front fuyant en arrière; les sujets opiniâtres, les caractères rogues, hargneux, offrent presque toujours un front redressé.—Les fronts trop grands ou trop petits, relativement au volume de la tête, se rencontrent chez les personnes à esprit faible, manquant de ressort et dépourvues d'énergie. -- Les fronts arrondis marquent le courage, la volonté, l'entêtement. — Le front carré dévoile un esprit sage, constant dans ses goûts et ses entreprises.—Les fronts rugueux, inégaux, accusent la dissimulation, la ruse, l'opiniâtreté dans l'imposture; de là le proverbe : *Front d'airain*. — Les fronts plissés horizontalement sont un signe de concentration morale, de méditation. —Les fronts ridés verticalement indiquent un caractère emporté, enclin à la colère.— Les fronts unis et bien ouverts annoncent la paix du cœur, la sérénité de l'âme et la bonté du caractère.

Hygiène. — Le front ne doit jamais être comprimé par la coiffure ni par aucune espèce d'ornements. Les soins de propreté qu'il exige sont les mêmes que ceux donnés au visage.

Si le front est bas, étroit, resserré, on peut en augmenter artificiellement l'étendue en épilant la portion exubérante des cheveux qui cache son sommet. Mais ce moyen n'agit qu'extérieurement et n'influe en rien sur l'organe cérébral, tandis qu'il existe un autre moyen qui agit intérieurement, qui développe et augmente la masse du cerveau. Pour arriver à ce beau résultat, il est nécessaire d'imprimer aux fonctions du cerveau une activité soutenue, en cultivant les facultés intellectuelles; alors le front s'élève, s'élargit, et bientôt rayonne d'intelligence.—Le savant Spurzheim rapporte un exemple fort remarquable à ce sujet : un homme de trente ans, à front très-bas, et par conséquent très-pauvre d'esprit, s'étant livré tout à coup à l'étude des sciences, le grand phrénologiste eut l'idée de mesurer la circonférence de son crâne. Après quatre années de ces études continuées sans interruption, il le mesura de nouveau et lui trouva une augmentation très-sensible; enfin, quelques années plus tard, sous l'influence des mêmes travaux, l'augmentation dépassait un pouce!

Pour effacer les rides du front chez les jeunes personnes qui ont contracté la mauvaise habitude de faire agir les muscles sous-cutanés de cette partie, on conseille l'usage d'un bandeau de toile neuve trempée dans un liquide composé de parties égales d'alcool et de blanc d'œuf. Ce bandeau est appliqué le soir en se couchant, et doit être continué jusqu'à ce que les froncements de la peau du front aient disparu. Nous aurons l'occasion de parler ailleurs d'un autre procédé pour effacer les rides.

CHAPITRE XI.

DES YEUX.

Les yeux, ces flambeaux précieux qui nous guident dans la vie de relation et qui nous font admirer les splendeurs de la nature; ces ardents foyers d'où jaillissent les feux de l'amour, l'étincelle de l'enthousiasme et les éclairs du génie; ces brillants miroirs qui s'illuminent des rayons du plaisir et s'obscurcissent sous les nuages de la douleur : les yeux ne sont pas seulement les fidèles interprètes de nos affections intimes, de nos passions; ils ont encore un langage qui pénètre l'âme d'autrui, langage plein d'éloquence, rapide et varié, qui est universellement compris.

« C'est dans les yeux, dit Buffon, que se peignent les images de nos secrètes agitations, et qu'on peut les reconnaître. L'œil appartient à l'âme plus qu'aucun autre organe, il semble y toucher et participer à tous ses mouvements; il en exprime les passions les plus vives, les émotions les plus tumultueuses, comme les affections les plus douces et les sentiments les plus délicats: il les rend dans toute leur force, dans toute leur pureté, tels qu'ils viennent de naître ; il les transmet par des traits rapides qui portent dans une autre âme le feu, l'action, l'image de celle dont ils partent ; l'œil reçoit et réfléchit en même temps la lumière de la pensée et la chaleur du sentiment : c'est le sens de l'esprit et la langue de l'intelligence. »

Ainsi, les yeux ont un langage dont la puissance ne saurait être révoquée en doute. Parmi l'immense variété de regards qui composent le langage des yeux, nous ne citerons que les plus expressifs :

Le regard *doux* et *bienveillant* de la beauté. — Le regard *ouvert* de la franchise. — Les regards *fuyants* de l'hypocrisie. — Les regards *enflammés* de la passion. — Le regard *pâle* et *glacé* de l'indifférence. — Le regard *pressant* du désir. — Les regards *petillants* du plaisir et de la joie. — Le regard *terne* de la souffrance. — Le regard *timide* de l'innocence. — Le regard *effronté* de l'impertinence. — Les regards *baissés* de la chasteté. — Les regards *lascifs* de la luxure. — Le regard *assuré* de la confiance. — Les regards *furtifs* de la jalousie. — Les regards *indiscrets* de la curiosité. — Le regard *fixe* de la stupidité. — Le regard *pénétrant* de l'homme d'esprit. — Les regards *mobiles* de la frivolité. — Les regards *obliques* de l'orgueil, du mépris et du dédain. — Le regard *étincelant* de la colère. — Les regards *flamboyants* de la fureur. — Les regards *inquiets*, *indécis* de la crainte et de la frayeur. — Le regard *décidé* du courage. — Le regard *calme* et *posé* de la sagesse. — Le regard *clair* et *radieux* de l'espérance. — Les regards *abattus* du désespoir. — Le regard *immobile* de l'inspiration et de l'extase. — Le regard *embarrassé* du coupable. — Le regard *assuré* du juste, etc., etc.

Mais c'est surtout dans les mystères de l'amour que le langage des yeux déploie toute son éloquence. En effet, quelle précieuse ressource pour les jeunes amants qui, vivant dans la contrainte, n'ont d'autre moyen de se communiquer leurs craintes et leurs plus chères espérances ! Un coup d'œil interroge et reçoit immédiatement la réponse ; un autre coup d'œil demande et obtient ce qu'il désire, rarement on lui refuse. Et, dans ces délicieux moments où l'amour embrase et confond deux êtres, qui n'a point éprouvé la ravissante poésie de ces yeux noyés dans les langueurs, reflétant les voluptés du ciel ? quel autre langage pourrait rendre avec autant de charmes l'ivresse du bonheur ?

Il résulte de ce que nous venons de dire que les yeux non-seulement reçoivent les images extérieures et en communiquent le sens au cerveau, mais qu'ils transmettent encore l'expression vivante des diverses situations de l'âme et du cœur. Or les yeux les plus beaux et les meilleurs sont ceux qui remplissent le mieux cette double fonction de recevoir et de transmettre.

Couleur et dimension de l'œil. — On sait que la portion du globe de l'œil nommée *iris* revêt diverses couleurs, dont les plus estimées sont la couleur noire et la bleue. Les goûts ont toujours été partagés entre ces deux couleurs, au sujet de la prééminence de l'une sur l'autre. De là, l'éternelle dispute entre les yeux noirs et les yeux bleus.

Les yeux noirs ont plus de pétulance, plus de feu ; ils annoncent une âme ardente et des passions vives. — Les yeux bleus ont le regard plus doux, plus velouté ; ils annoncent un moral plus tranquille, un cœur tendre et langoureux.

Mais il ne nous appartient pas de décider la question de prééminence : c'est une affaire de goût, et nous la laissons indécise. Les uns sont pour les yeux noirs, les autres sont pour les yeux bleus ; cela veut dire que les noirs et les bleus sont également beaux, charmants et adorables.

Quoi qu'il en soit, la couleur des yeux n'est pas une condition exclusive de beauté ; la forme y contribue peut-être davantage. Les yeux trop grands ou trop petits, trop écartés ou trop rapprochés, les yeux ronds ou suivant une ligne oblique s'éloignent de la perfection et nuisent à la beauté. Les grands yeux, tels que ceux de Junon ou de Minerve, représentées par les artistes grecs, n'ont que de la majesté et point de grâce. Lorsque ces mêmes artistes représentaient Vénus, les yeux perdaient de leur grandeur et de leur rondeur, pour prendre la délicieuse forme de l'amande. Enfin, les yeux doivent être proportionnés à la dimension de l'ovale et aux traits du visage, pour composer avec eux un ensemble harmonieux et plein de grâces.

Physiognomonie.—Les yeux fixes annoncent la bêtise, l'imbécillité. — Les yeux mobiles, égarés, dénotent un esprit dévoyé, irréfléchi. — De petits yeux enfoncés décèlent une âme envieuse et maligne. — Le génie se cache dans l'œil large et brillant. — De gros yeux saillants sont un indice de mémoire ou de bonté. — Le tempérament amoureux se reconnaît aux yeux noirs, humides et animés. — Les yeux bleus, aux regards langoureux, sont dévolus aux organisations tendres, douces et craintives, mais fausses parfois. — On doit se méfier des yeux verts et des yeux gris-jaune, à reflets verdâtres : ils tiennent du chat.

Hygiène des yeux. — Les yeux bien conformés ne sont ni trop ouverts ni trop fermés ; la sclérotique ou blanc de l'œil doit être d'une blancheur azurée, et la cornée d'une limpidité parfaite.—La couleur des yeux ne peut se modifier, mais leur ouverture est susceptible d'élargissement par des tractions répétées; dans ce cas, on diminue en hauteur ce qu'on gagne en longueur. Cette conformation d'yeux larges et à demi couverts par la paupière supérieure est particulière aux Chinoises ; elles l'obtiennent au moyen d'un tiraillement incessamment exercé sur la paupière supérieure et l'angle externe de l'œil.

La saillie et l'enfoncement des yeux nuisent à la beauté du visage ; la première, lorsqu'elle n'est pas due à un vice de conformation, dépend de la trop grande abondance du tissu graisseux qui tapisse le fond de l'orbite, et chasse en avant le globe de l'œil. Les moyens à lui opposer sont les mêmes que ceux indiqués pour diminuer l'embonpoint. — La rareté ou l'absence du tissu graisseux occasionne l'enfoncement des yeux, enfoncement qu'on peut faire disparaître par un régime substantiel propre à engraisser (1).

La lumière trop vive, de même que les profondes ténèbres, fatiguent les yeux et prédisposent à l'ophthalmie et à diverses autres maladies qui ont reçu des noms spéciaux. L'obscurité augmente la susceptibilité de l'œil, détend la pupille, et, si, après être resté longtemps dans l'obscurité, on s'expose brusquement au grand jour, il peut en résulter une paralysie de la rétine, d'où la cécité. — La lumière réfléchie par la neige et par les murs blanchis à la chaux cause un éblouissement très-nuisible à la vue. Le soleil réfléchi par le sable des rivages et des déserts dévore les yeux ; aussi, combien de nos soldats sont revenus

(1) Voyez, dans notre *Hygiène de la beauté humaine*, deuxième édition, le régime propre à engraisser.

d'Égypte chargés de lauriers, il est vrai, mais complétement aveugles.

Pour conserver aux yeux leur intégrité, leur pureté, il est donc nécessaire d'éviter ces causes. On doit aussi ne jamais persister dans les travaux à la lumière et s'arrêter aussitôt que les yeux commencent à se fatiguer.

Les yeux sains ne doivent jamais se laver qu'à l'eau froide naturelle ; une éponge fine, imprégnée de ce liquide, enlève parfaitement les impuretés dues à la sécrétion des glandes lacrymales et des follicules qui viennent s'ouvrir au bord libre des paupières.

Lorsque l'excès du travail et des veilles a rougi les yeux, tuméfié les paupières, les meilleurs moyens pour combattre l'irritation sont le repos de l'organe et des lotions émollientes. On doit aussi faire usage des conserves. Cependant, si l'irritation persistait et menaçait de passer à l'état chronique, on aurait recours au collyre suivant pour se bassiner les yeux.

COLLYRE ASTRINGENT, RÉSOLUTIF.

Sulfate de cuivre. . . .	1	gramme.	
Sulfate de zinc.. . . .	1	—	
Alun.	1	—	
Nitre..	»	—	50 centigr.
Camphre..	»	—	05 —
Eau.	250	grammes.	

Faites dissoudre et filtrez à travers un papier. — Excellent pour resserrer le tissu des paupières.

Dans l'*épiphore* ou larmoiement et dans la *lippitude* ou chassie, affections causées par le relâchement de la membrane des paupières ou des glandes de l'œil, on se sert avec beaucoup de succès de la préparation suivante :

EAU OPHTHALMIQUE FORTIFIANTE.

Eau distillée de camomille.		30	grammes.
Acétate de plomb liquide.	de chaque.	8	—
Alcool camphré. . . .			
Sulfate de zinc.		4	—

Dans le cas d'*ophthalmie* commençante, nous donnons comme moyen presque infaillible de faire avorter l'inflammation oculaire ou palpébrale l'application d'une ventouse scarifiée sur la tempe correspondante à l'œil affecté. Plus le sang tiré par la ventouse est abondant, plus la guérison est certaine. On peut hâter encore la promptitude de la guérison par une petite vésication derrière l'oreille, au moyen d'une rondelle de drap, de la largeur d'une pièce de vingt sous, imbibée d'ammoniaque liquide. Nous avons fait disparaître ainsi, en quelques heures, une ophthalmie qui aurait duré de quinze à vingt-cinq jours. Ce traitement doit être fait au premier début de l'ophthalmie.

Une affection assez commune chez les personnes âgées est le boursouflement de la muqueuse des paupières, et son renversement; par suite d'ophthalmie, cette maladie dégoûtante, appelée *ectropion*, est toujours occasionnée par la négligence des soins que réclament les yeux fatigués ou malades. Aussitôt que l'ectropion se déclare chez un jeune sujet, il faut s'empresser de consulter un médecin, car, s'il est guérissable à son début, plus tard il devient incurable.

Certaines affections de la vue sont naturelles et résultent de la conformation du globe de l'œil; d'autres affections ont leur cause dans une lésion nerveuse.

La vue courte, *myopsie* où *myopie*, dépend de la trop grande convexité de la cornée et du cristallin ;

La vue longue ou *presbyopsie*. ou *presbytie*, dépend de son aplatissement.

Le remède palliatif se trouve dans les lunettes à verres concaves pour les myopes, et à verres convexes pour les presbytes.

Nous dirons cependant que la myopsie ne vient pas toujours d'une conformation de naissance : elle est susceptible d'être corrigée lorsqu'elle dépend de l'habitude, que contractent certains enfants, de regarder de trop près les petits objets qui fixent vivement leur attention. Dans ce cas, la pupille, s'accoutumant à une grande contraction et ne se dilatant plus avec la même facilité, parvient à augmenter la saillie de la cornée et la convexité du cristallin au point de faire converger les rayons objectifs avant qu'ils aient atteint la rétine. On sait que c'est de cette convergence pré maturée que résulte la myopsie naturelle.

Dès qu'on reconnaît ce défaut chez un enfant, il faut lui présenter de loin et toujours les objets qui piquent la curiosité, et ne l'en laisser jamais approcher qu'à la distance où l'on aperçoit communément les objets. L'on doit aussi soustraire de ses yeux les objets microscopiques, afin de lui faire perdre l'habitude de regarder de près. Au moyen de ces précautions longtemps continuées, la pupille recouvre insensiblement la faculté de se dilater en raison de la sensibilité de la rétine et de l'intensité de la lumière.

Les lésions nerveuses développent :

L'*amblyopsie*, ou vue faible :

La *diplopsie*, ou vue double :

L'*héméralopsie*, ou vue diurne ;

La *nyctalopsie*, ou vue nocturne ;

L'*hémiopsie*, ou vision de la moitié des objets ;

La *myodésopsie*, ou vision de corpuscules voltigeant comparés à une mouche.

Toutes les maladies des yeux, superficielles ou profondes, sont plus ou moins graves ; plusieurs nécessitent l'opération et un traitement difficile ; c'est pour conjurer un immense malheur qu'il faut recourir au savoir et à l'habileté d'un médecin-oculiste aussitôt que les yeux sont attaqués ; car la vue est un inappréciable trésor, dont la perte plonge l'homme dans une nuit éternelle.

Enfin, il existe, chez beaucoup d'individus, un vice dans le mouvement des yeux, vulgairement appelé *vue louche*, et *strabisme* par les gens de l'art. Le strabisme, ou défaut de concordance entre les axes optiques, dépend d'une rétraction des muscles de l'œil. MM. Jules Guérin et Baudens, qui ont fait des études approfondies sur ce sujet, reconnaissent deux sortes de strabismes : l'un *mécanique*, toujours susceptible de guérison, ou au moins d'amélioration, par la section des muscles de l'œil ; l'autre *optique*, ne devant jamais être traité par l'opération, à laquelle il est constamment réfractaire. Cette seconde forme de strabisme dépend ou de la diminution d'action ou de la paralysie des muscles de l'œil.

La guérison du strabisme exige des moyens qui ne sont point du domaine de l'hygiène, et, si nous en avons dit un mot, c'est pour éclairer le lecteur sur la cause d'un défaut qui se rencontre assez communément.

CILS.

Les cils doivent être d'une épaisseur et d'une longueur convenable ; leur rareté nuit à la beauté du regard, et leur absence est préjudiciable au globe de l'œil.

Pour donner de la force aux cils et les faire croître, il faut, le soir, avant de se coucher, oindre le bord des paupières avec la pommade *trikogène*, et tailler, de quinze en quinze jours, avec de petits ciseaux, la fine extrémité de chaque cil ; après quelques mois de ces soins, ils auront acquis une belle longueur.

Il arrive quelquefois, après une fatigue prolongée des yeux, que les glandes palpébrales sécrètent trop abondamment pendant le sommeil, et il en résulte qu'au moment du réveil les cils se trouvent agglutinés. La seule indication hygiénique est de bassiner les paupières avec de l'eau tiède afin de détacher mollement l'humeur glutineuse. Lorsque, malgré le repos des yeux, la sécrétion des glandes persiste, on doit, sans retard, faire usage de l'eau indiquée plus haut contre la lippitude.

Les cils sont sujets à un vice de direction très-fâcheuse, nommé *trikiasis* en termes de l'art, c'est-à-dire qu'au lieu de se diriger au dehors ils se portent en dedans, et, par leur contact, irritent incessamment le globe de l'œil. Cette fausse direction des cils peut entraîner de graves accidents et occasionner même la perte de la vue. Divers procédés ont été proposés pour la guérison du *trikiasis* : le plus ancien de ces procédés consiste à maintenir les cils vicieux appliqués contre le rebord des paupières au moyen d'une bandelette agglutinative de taffetas gommé.

Aujourd'hui, le procédé le plus suivi est l'arrachement des cils avec une pince effilée, lorsque, toutefois, la déviation porte sur un petit nombre de cils; on réitère l'arrachement des cils au fur et à mesure qu'ils repoussent. Quelques chirurgiens habiles n'opèrent l'arrachement du cil qu'une seule fois et détruisent le follicule par la cautérisation ; pour cela, ils enfoncent une aiguille extrêmement fine dans l'ouverture béante du cil qui vient d'être arraché, et font chauffer à la flamme d'une bougie l'extrémité libre de cette aiguille. Le follicule, ainsi cautérisé, est pour jamais frappé de mort ; le cil ne repousse plus.

Lorsque le trikiasis est général, c'est-à-dire qu'il affecte tous les cils de la paupière, une opération chirurgicale devient de toute nécessité.

Deux habiles expérimentateurs ont essayé de régénérer les poils par *implantation*, et affirment avoir réussi à regarnir de cils les paupières qui en étaient privées depuis longtemps. Dieffenbach, après avoir arraché les poils d'une partie du corps, les a aussitôt transplantés sur une autre partie fraîchement entamée par la piqûre d'une forte aiguille, et plusieurs de ces poils ont pris racine. — Par le même procédé, le chirurgien Dzondi aurait obtenu le prodigieux résultat de garnir de cils une paupière faite avec un lambeau de peau de la joue ! Sans certifier la réalité de ces deux faits, nous croyons à leur possibilité par les raisons suivantes :

Tous les physiologistes s'accordent à regarder le système pileux comme une végétation animale offrant une grande analogie avec la végétation terrestre : celle-ci croît, se développe, en pompant les sucs de la terre; les poils croissent également par l'absorption des sucs animaux. La couche cellulaire de la peau est au poil ce que le terreau est à la plante; or, si l'on arrache un poil avec son bulbe intact, et qu'on le transplante immédiatement dans la couche cellulaire, il n'y a rien d'impossible qu'il y prenne racine et qu'un follicule s'organise autour du bulbe ainsi transplanté.

SOURCILS.

Les sourcils sont indispensables au visage et comme ornement et comme expression. Leur direction vicieuse, leur trop grande largeur, leur rareté ou leur absence, changent complétement la physionomie.

La beauté des sourcils consiste dans la couleur noire et brillante de leurs poils épais et soyeux, dans leur séparation bien nette et leur direction suivant une ligne très-légèrement arquée; enfin, dans la pureté de leurs deux extrémités, dont l'une doit être épaisse, arrondie, et l'autre doit se terminer en pointe effilée.

Certains peuples rangent parmi les beautés du visage deux épais sourcils qui se joignent et se confondent à la racine du nez; d'autres peuples, au contraire, trouvent, et avec raison, cette jonction tout à fait disgracieuse.

Les femmes turques et mauresques ont pris l'habitude de renforcer l'ébène de leurs sourcils avec le noir d'encens et de mastic délayé dans une huile fine, ou encore avec une préparation d'antimoine et de noix de Galles, appelée *surmé*. La couleur sombre du surmé leur a fourni cette métaphore dont elles se servent très-souvent pour exprimer leurs peines : *Nos cœurs sont couverts de surmé de même que nos sourcils, et nos yeux sont baignés de larmes.*

Les Turques et les Mauresques étendent le surmé depuis l'extrémité temporale de l'arcade sourcilière jusqu'à la racine du nez, de façon à faire croire que les deux sourcils se confondent naturellement. Les femmes grecques, au contraire, estiment, comme beauté, deux sourcils largement séparés et dont l'arc, presque insensible, se rapproche de la ligne droite. Pour obtenir ce résultat, elles arrachent soigneusement tous les poils qui croissent sur la racine du nez et tous ceux qui tendent à augmenter la convexité de l'arc sourcilier : l'extrémité du sourcil qui regarde le nez est touffue, tandis que l'extrémité temporale se termine en pointe effilée : enfin, la pureté de leurs lignes est telle, qu'on les compare à deux coups de pinceau vivement appliqués. Cette disposition tout à fait gracieuse des sourcils donne au visage quelque chose de riant et d'ouvert.

Physiognomonie. — Implantés dans une peau très-lâche, que des muscles font mouvoir en tous sens, les sourcils obéissent promptement aux impressions morales ; leur forme, leur direction, leurs mouvements et leur couleur, sont l'expression positive du caractère de l'individu.

Les sourcils droits annoncent un beau caractère, une conception vive, aisée, une âme bonne. —Légèrement arqués, ils sont encore le signe de l'esprit et de la bonté. —Trop arqués, ils ont quelque chose de dur et de sauvage. — Les sourcils épais et compactes promettent un jugement solide, une grande sagesse. —La pétulante vivacité, l'étourderie, se reconnaissent aux sourcils en désordre. Plus les sourcils s'abaissent sur les yeux, plus l'esprit est sérieux, profond et solide; l'esprit perd de sa force et de sa hardiesse à mesure que les sourcils remontent.—Un large espace entre les sourcils se rencontre ordinairement chez les sujets qui ont l'imagination riante et le caractère facile. — Les divers mouvements des sourcils expriment les passions tristes et sombres; l'orgueil, la vanité, le dédain, la colère, la frayeur, etc. On sait que Jupiter faisait trembler l'Olympe en fronçant le sourcil.—Enfin, relativement à la couleur, les sourcils peu colorés indiquent la faiblesse; les sourcils noirs et touffus annoncent la force.

Selon Herder, le sourcil détendu est l'arc-en-ciel de la paix. Dans la colère, c'est l'arc tendu de la discorde.

Pline l'ancien a dit : « Une partie de l'âme réside dans les sourcils, qui se meuvent au commandement de la volonté. »

Selon Lavater, les sourcils seuls peuvent donner l'expression positive du caractère.

Selon Pernetti, une des parties du visage que l'on doit regarder comme l'interprète le plus sûr des sentiments, sont les sourcils.

Et Lebrun, dans son Traité des passions, a répété en termes à peu près semblables l'opinion de ses devanciers.

Hygiène des sourcils. — On corrige la direction vicieuse des sourcils et leur largeur désagréable, soit en se servant de la *Pâte dépilatoire, sans arsenic*, pour faire tomber les poils qui dépassent la ligne que suit l'arcade sourcilière, soit en les arrachant, comme le font les Grecques, au fur et à mesure qu'ils repoussent, avec de petites pinces appropriées à cet usage. Une onction d'huile, et mieux de *crème-neige*, est nécessaire après l'épilation pour calmer l'irritation qui peut s'ensuivre.

On développe et l'on hâte la croissance des sourcils, soit par des onctions faites, chaque soir, avec la pommade trikogène, soit par la coupe, au moyen des ciseaux ou du rasoir. On recommande aux personnes qui couperont leurs sourcils de ne pas oublier de les onctionner avec la *pommade trikogène*, dont les propriétés stimulantes en favorisent la pousse.

Un moyen fort simple, et pourtant suivi d'un succès remarquable, est l'application de la glace. Voici comment on opère : — Après avoir taillé le sourcil avec des ciseaux bien tranchants, ou l'avoir rasé avec un bon rasoir, on promène, pendant quelques minutes, un morceau de glace sur la partie rasée. La réaction qui s'opère à la suite du froid fait affluer le sang; alors, il y a augmentation notable de chaleur, les sucs nutritifs arrivent en plus grande abondance dans les follicules pileux, d'où ils sont pompés par les bulbes, et les poils des sourcils croissent en raison des sucs qu'ils reçoivent. C'est lorsque la réaction s'est opérée et que la peau du sourcil est chaude qu'on doit l'onctionner avec la pommade trikogène. — Les personnes qui ont de la répugnance pour une tonsure complète des sourcils peuvent n'en faire que la demi-coupe, c'est-à-dire les tailler, avec des ciseaux, à une ou deux lignes de la racine. L'application de la glace a lieu de la même manière qu'il vient d'être dit, et doit être faite deux ou trois fois par jour. On continue cette application jusqu'à ce qu'on ait obtenu une pousse vigoureuse.

Teinture des sourcils. — Les femmes lymphatiques, dont les sourcils sont peu marqués et de couleur très-blonde, peuvent, sans le moindre inconvénient, les teindre en beau noir avec le **mélanogène,** ou *teinture hygiénique,* sans nul danger pour les paupières et les yeux. Cette teinture, qui n'a aucun rapport avec les teintures pileuses en usage, et qui se pratique sans mauvaise odeur, arrive à des nuances si naturelles, à des résultats si beaux, que les coiffeurs intelligents de la capitale l'ont surnommée le *procédé par excellence.*

CHAPITRE XII.

DU NEZ.

Il n'est rien de plus rare qu'un nez bien fait, c'est-à-dire un nez réunissant l'harmonie de la forme, des proportions et des rapports. Voici, d'après les règles de l'art, les conditions de beauté exigées pour cet organe.

Le nez doit avoir une longueur égale à celle du front, et offrir à sa racine un léger enfoncement. De sa naissance à son extrémité, il doit marcher en ligne droite et arriver parfaitement d'aplomb sur la gouttière de la lèvre supérieure; l'épine du nez, parallèle des deux côtés, doit être un peu plus large dans son milieu. Le bout du nez ne doit être ni sec ni charnu, et son contour inférieur ni aigu ni trop large. Les ailes du nez se dessineront agréablement par une dépression légère. Vu de profil, le bas du nez n'aura qu'un tiers de sa longueur totale. La cloison du nez doit partager en deux parties égales les fosses nasales. Les narines, exactement semblables, seront arrondies à leur naissance, cintrées à leur partie moyenne, et se termineront en pointe. — Un nez ainsi conformé est non-seulement beau, mais, selon Lavater, il suppose un moral excellent, un caractère distingué.

D'après cette esquisse, on s'aperçoit de suite que le nez est, de tous les traits de la face, celui qui présente le plus d'imperfections et de bizarreries. En effet, aucun des autres traits du visage n'est sujet à autant d'irrégularités. L'auteur de l'Encyclopédie de la beauté fait très-bien ressortir les nombreuses irrégularités de cet organe lorsqu'il dit :

« Pour un nez bien fait, bien proportionné, combien en existe-t-il de mal faits, de difformes ! Combien n'en voyons-nous pas de trop petits, trop courts, trop minces, trop plats, trop grêles, trop pointus! combien de trop grands, trop longs, trop gros, trop larges, trop charnus, trop épatés ou trop carrés! combien de nez rabattus et pincés! combien qui s'éloignent de la ligne droite et présentent une épine trop convexe ou trop concave! combien de narines trop étroites, trop serrées, trop étranglées! combien d'autres trop larges, trop ouvertes, trop échancrées! combien de nez bossus, crochus, tortus, en bec d'aigle, de perroquet, ou terminés en boule! combien de camards, de retroussés, d'enfoncés, de rognés et de rechignés! Enfin, combien de nez rouges, bleus, noirs, couperosés, rogneux et verruqueux! On n'en finirait pas s'il fallait passer en revue toutes les variétés de nez, depuis le petit nez camus, à peine visible, jusqu'au nez énorme qui s'épanouit sur la trogne d'un buveur. »

Physiognomonie. — Le nez long et pointu est un signe de sagacité, de finesse et de ruse. — Le nez court et arrondi caractérise la simplicité et l'imprévoyance. — Les petits nez minces, effilés, sont dévolus aux esprits fins et moqueurs, et les gros nez aux esprits lourds et pesants. — Le nez épais, vermillonné, fait reconnaître un buveur. — Le nez épaté, à narines ouvertes, appartient à la sensualité, à la luxure; les nez droits, minces et saillants, à l'indifférence. — Les nez tortus, de travers, annoncent un esprit semblable à eux. — Les nez aquilins, en bec de perroquet, dénotent la volonté, le courage, l'opiniâtreté et les caractères impérieux appelés à commander. — Les narines petites se rencontrent chez les individus timides; les longues narines sont l'indice d'un caractère entreprenant et quelquefois téméraire.

Hygiène du nez. — Le nez est l'organe le plus saillant de la face, l'organe central autour duquel viennent se grouper les autres traits. Il doit être exactement placé au milieu du visage et ne point dévier de la ligne médiane; la délicatesse de ses lignes et la symétrie de ses proportions sont tout à fait indispensables à l'harmonie de l'ensemble. Un nez qui réunit ces conditions est assez rare; mais l'art peut les lui donner, et le rendre irréprochable dans sa direction et sa forme.

Le nez n'acquiert un excès de volume que par la trop grande quantité de sucs nutritifs qu'il détourne à son profit; or, un nez trop gros ou trop épais doit nécessairement diminuer si on le met au régime, c'est-à-dire si on lui supprime l'excès de nutrition. On obtient ce résultat au moyen d'un petit appareil compressif à deux branches d'acier, en forme de *lunettes pince-nez;* la compression, spécialement dirigée sur l'artère dorsale du nez, empêchant le sang d'arriver à la partie, enraye la nutrition, et par conséquent s'oppose à son développement.

L'orthopédiste Aubry avait déjà remarqué, chez les personnes faisant usage de lunettes pince-nez, une diminution notable dans le volume de cet organe, et cette observation l'avait conduit à adapter ces sortes de lunettes aux enfants à gros nez, pendant leur sommeil. Ce moyen lui réussit parfaitement pour arrêter l'hypertrophie du nez.

Le nez *épaté* est facilement modifié, pendant la jeunesse, par des pincements et des tractions souvent répétées. Les pincements doivent s'exercer à la naissance des ailes et les tractions sur la pointe du nez.

Si l'on arrête le développement du nez en le privant de sucs nutritifs, on doit nécessairement favoriser sa croissance en les lui distribuant en abondance. C'est sur cette loi physiologique invariable qu'est basé l'art de grossir ou d'allonger les nez qui resteraient à l'état de tubercule, faute de nutrition.

Le nez petit, atrophié, sera soumis à des frictions douces et souvent répétées avec la teinture aromatique indiquée au formulaire cosmétique, afin d'exciter la peau, les muscles sous-jacents, et d'y amener une plus grande quantité de sucs nourriciers; on devra, en outre, opérer des tractions plus ou moins fréquentes pour obtenir son allongement. Si l'organe devient douloureux à la suite de ces manœuvres, il faut les cesser aussitôt, et ne les recommencer que le lendemain ou les jours suivants.

Le défaut des narines trop étroites se corrige très-facilement au moyen de petites boulettes d'*éponge préparée* usitées en chirurgie. Les boulettes, introduites dans les ouvertures nasales, se gonflent par l'humidité et opèrent une dilatation insensible, mais très-puissante; à mesure que la dilatation marche, on augmente la grosseur des boulettes, jusqu'à ce que les narines soient arrivées au degré d'élargissement convenable.

Un médecin orthopédiste très-connu a rapporté un cas d'élargissement de narine, en fort peu de temps, par le procédé que nous venons d'indiquer. Une fille de dix-huit ans avait les narines d'inégale grandeur : l'une très-ouverte et l'autre si étroite, qu'on pouvait avec peine y introduire le canon d'une plume. Après trente-cinq jours de dilatation par l'éponge, la narine acquit une dimension semblable à sa correspondante.

On sait que la dilatation est très-fréquemment employée en chirurgie pour donner aux ouvertures trop étroites les dimensions convenables aux fonctions des organes. Ce moyen, nullement douloureux, est toujours couronné de succès.

Le défaut des narines trop larges est facile à prévenir, dans la jeunesse, en modérant la nutrition de l'organe ; mais à l'âge où le nez est arrivé à son complet développement, ce défaut n'est plus effaçable. On peut cependant le pallier par le procédé du pincement ; alors on donne en longueur à la narine ce qu'on lui fait perdre en largeur.

Si l'on y fait bien attention, on se convaincra qu'il existe fort peu de visages offrant un nez parfaitement droit, c'est-à-dire qui conserve strictement la ligne médiane sans incliner un tant soit peu à droite ou à gauche. Cette légère déviation, à peine appréciable, dépend de l'habitude que l'on a contractée de se moucher et de s'essuyer le nez toujours du même côté. Les parents qui s'aperçoivent de ce défaut naissant n'ont d'autre moyen à prendre pour le combattre que de moucher ou faire moucher leurs enfants du côté opposé, jusqu'à redressement complet du nez.

Nous connaissons une fort jolie personne que désespérait la déviation à gauche de son nez ; nous lui conseillâmes de se moucher à droite. La simplicité du procédé la fit rire d'abord ; mais, comme une femme cherche tous les moyens possibles de redresser ses défauts physiques, elle suivit nos conseils et persévéra pendant une année. Au bout de ce temps, cette jeune personne eut le nez parfaitement redressé.

Lorsque l'inclinaison du nez dépend de la déviation de la cloison nasale, on redresse cette cloison en tamponnant la narine déviée avec des bourdonnets de charpie et en exerçant de fréquentes tractions du côté opposé à la déviation.

Le chaud, le froid, les odeurs et les poudres irritantes, altèrent la membrane muqueuse nasale, et émoussent le sens et l'odorat. La mode des tabatières est passée, heureusement pour les jeunes femmes, car un nez barbouillé de tabac n'était ni fort attrayant ni très-propre.

La mauvaise habitude de se gratter le nez, de se moucher avec des tissus de laine, de coton ou de soie, peut nuire à la peau qui recouvre les ailes de cet organe. Les mouchoirs de fil n'ont pas cet inconvénient. On doit changer fréquemment de mouchoir, surtout lorsqu'on est enrhumé du cerveau. Si les ailes du nez sont gercées par le froid ou par l'écoulement des excrétions muqueuses, ce qui arrive dans le coryza, les lotions émollientes sont indiquées ; on recommande aussi les onctions avec une pommade adoucissante. La *crème-neige* est un véritable spécifique dans ce cas.

La muqueuse, qui tapisse les fosses nasales, donne

naissance, particulièrement chez l'homme, à des poils dont la sortie des narines a quelque chose de malpropre. Plusieurs personnes cherchent à se débarrasser de ces poils incommodes en les arrachant; mais ce moyen dangereux peut amener de graves accidents, tels qu'une inflammation violente de la membrane pituitaire, des ulcérations profondes, le gonflement des cartilages du nez, et quelquefois la carie, la gangrène! On a vu des sujets qui, pour s'être imprudemment arraché les poils du nez, ont éprouvé des douleurs atroces, et, à la suite d'une violente inflammation des cartilages, leur nez est devenu gros, informe comme une pomme de terre.

Pour faire tomber ces poils on peut se servir des poudres épilatoires dont nous avons donné la recette dans notre formulaire, en ayant soin d'oindre le nez de beurre de cacao, de cérat et mieux de *crème-neige*. Un moyen nullement dangereux, mais qu'il faut renouveler souvent, est de se couper ces poils avec des ciseaux fins chaque fois que la propreté l'exige.

Lorsque, par accident ou maladie, le nez a été complétement détruit, le seul remède est dans la *rhinoplastie* ou formation d'un nouveau nez. Cette opération, presque toujours couronnée de succès, se pratique en taillant, dans la peau du front ou du bras, un lambeau de peau, en forme de nez, qu'on greffe sur le visage à la place de celui qui manque.

CHAPITRE XIII.

SECTION I.

De la bouche.

La bouche est la partie du visage qui mérite le plus d'attention, qui exige le plus de soins. Des lèvres vermeilles, des dents blanches et bien rangées, des gencives fermes, une haleine pure, sont d'inappréciables qualités ; les défauts contraires doivent être regardés comme une immense disgrâce, surtout pour les jeunes personnes. Une bouche fraiche, bien entretenue, peut se comparer à une rose dont on désire l'éclosion ; une bouche malpropre inspire le dégoût, et, lorsqu'elle s'ouvre, on se détourne pour éviter l'haleine viciée qui en sort. On ne saurait donc trop multiplier les soins hygiéniques qu'exige la bouche.

La bouche est l'autel où l'amour dépose ses délicieuses offrandes, où l'amitié renouvelle ses doux serments ; elle est aussi l'organe de la parole, cette précieuse faculté réservée à l'homme seul, qui établit sa supériorité sur tous les êtres de la terre. De la bonne conformation et de l'intégrité des diverses parties composant la bouche dépendent la beauté de la voix et l'harmonieuse articulation des mots. Si les lèvres, la langue et les dents, sont attaquées dans leur substance ou font défaut, la parole est plus ou moins altérée, plus ou moins difficile et embarrassée.

De tous temps les poëtes ont fait de la bouche l'asile des ris, le séjour de ces éloquents sourires qui, se promenant sur les lèvres, d'une commissure à l'autre, sont l'expression fidèle des affections du cœur et de l'âme. La vérité est que les poëtes ne pouvaient trouver un trône plus frais, plus attrayant, qu'une jolie bouche.

La famille des ris est fort nombreuse, et cela devait être ainsi, puisque chacun de ses enfants a son caractère distinctif et traduit une pensée, un sentiment.

Tels sourires annoncent la bonté, la douceur, l'affabilité, et tels autres l'ironie, le sarcasme, l'insulte. — Les uns sont vifs, enjoués, malicieux, spirituels, les autres pétulants, immodérés, inconséquents. — La joie douce et les plaisirs purs ont leur sourire particulier, comme les chagrins et l'espoir déçu ont aussi le leur. — La modestie, la candeur et l'innocence, possèdent un sourire plein de charmes : la brutalité, la ruse, la fourberie, le vice, ont un sourire faux, repoussant, qui blesse l'œil et refoule la confiance. — Ceux-ci sont ouverts, tendres et gracieux ;

ceux-là cachent quelque chose de menteur, de sombre et d'amer.

On a dit que le sourire était le thermomètre des qualités du cœur, et qu'il fallait se défier des personnes qui souriaient faux ou qui ne riaient jamais. Cela est vrai, car non-seulement le sourire exprime la variété des sentiments et des affections, mais il en traduit encore les nuances ; ainsi, l'orgueil, l'ostentation, la prudoterie, la sottise, le dédain, le mépris, la raillerie, le doute, la conviction, l'extase, la protection, etc., etc., ont des sourires qui leur sont propres.

Le sourire est l'arme la plus puissante de l'amour et le langage le plus expressif de la beauté ; en effet, ce muet langage dit tant de choses !

Enfin, dans la famille des ris se trouvent deux frères intimes : l'un est l'interprète de l'amour, l'autre celui de la volupté. Le premier précède et accompagne toujours le plaisir : le second brille quelques instants sur les lèvres et s'éteint en de voluptueuses langueurs. Oh ! qu'il est éloquent ce sourire qui annonce les ravissements de l'amour et l'ivresse d'un bonheur partagé !

Sans prétendre enfermer les élans de la joie et du plaisir dans un cercle didactique, nous enseignerons à nos lecteurs, surtout à nos lectrices, qu'il y a un attrait, une grâce, un parfum, dans le sourire comme dans toute autre chose. Or, pour que le sourire soit attrayant et gracieux, il exige le concours symétrique de tous les traits du visage, car, si un côté du visage restait immobile pendant que l'autre agirait, il en résulterait un effet des plus grotesques.

Le sourire ne doit jamais être outré, parce qu'alors il devient ridicule ; un rire excessif convulsionne les traits et fait faire une affreuse grimace ; un sourire étudié, habituel, finit, à la longue, par changer complétement l'expression du visage ; il creuse des sillons et développe des rides précoces qui altèrent à jamais sa beauté.

En résumé, le sourire est le complément des attraits de la bouche ; il est au visage ce que le coloris est aux fleurs, ce qu'un beau rayon de soleil est à la nature. Un gracieux sourire corrige la laideur, embellit une figure passable, tandis qu'un sourire désagréable déforme la pureté des lignes d'un beau visage et l'enlaidit. C'est pour cela qu'il est essentiel de réprimer de bonne heure les contractions musculaires vicieuses, qui provoquent l'épanouissement irrégulier ou excessif de la face, et lui donnent une expression triviale.

Nous conseillerons donc aux femmes de se conformer à nos préceptes, ou plutôt de consulter souvent leur miroir, et de faire une étude du sourire, comme on fait une étude d'art, de pose, de maintien ; car il est reconnu qu'une jolie femme ne saurait plaire complétement sans les grâces du sourire ; elle trouvera des courtisans, mais peu d'admirateurs vrais et sincères, parce qu'il y a quelque chose de répulsif dans un sourire désagréable.

Enfin l'éloquence du sourire ne le cède en rien à l'éloquence du regard ; l'amour et la beauté se servent avec un égal succès, dans leurs tendres mystères, de ces deux langages. L'amour timide interroge par un regard pressant, irrésistible, et la beauté craintive répond par un enivrant sourire. Demandons à ceux qui ont aimé si rien est plus éloquent, plus persuasif, qu'un semblable sourire.

Mais il faut bien se garder de rire, sans cesse, car le rire trop longtemps répété et soutenu, le rire tourné en habitude, défigure le plus beau visage ; sous son influence, les yeux se resserrent, la peau voisine des angles de l'œil se plisse et offre des rides semblables à celles qu'on remarque sur le visage de la plupart des fous.

Physiognomonie — La bouche béante exprime l'étonnement ou la bêtise. — La bouche enfoncée, à lèvres minces, dénote un esprit fin, dissimulé, caustique. — La même bouche, resserrée et marchant en ligne droite, annonce l'ordre, l'exactitude, l'économie, bien souvent l'avarice. — Les appétits sensuels habitent sur les lèvres grosses et charnues ; la lèvre inférieure, grosse et tombante, est un signe de luxure. — Les lèvres pâles, flétries, sont un symptôme de pauvre santé, de débilité générale, et, chez beaucoup de femmes, elles indiquent l'atonie, la flaccidité des organes sexuels ; des lèvres pleines et vermeilles sont, au contraire, un indice de fermeté, de fraîcheur de ces organes. — La bouche formant l'arc détendu se rencontre chez les personnes prétentieuses, pétries d'orgueil ou de vanité. — Le débordement de la lèvre supérieure est propre à la bonté. La colère pâlit les lèvres, le libertinage les flétrit, l'amour et le désir les gonflent. — Les grosses et larges mâchoires sont un signe presque certain de stupidité, de brutalité : de là le proverbe *mâchoire d'âne*. Tous les individus, en général, à grosses mâchoires, ont le crâne rétréci. — Une large bouche signifie voracité, courage, confiance dans sa force. — Une petite bouche annonce la froideur, la timidité, un esprit défiant, minaudier et peu développé. Selon les physionomistes les plus célèbres, on ne trouve jamais dans une personne affligée d'une bouche trop petite cette franchise, cette amabilité, qu'on rencontre dans les bouches moyennes. La grimace minaudière ou les minauderies sont tellement familières aux petites bouches, que toutes les personnes qui veulent minauder, commencent par faire petite bouche.

Les dents blanches, bien entretenues, sont toujours l'indice d'un esprit soigneux, ami de l'ordre et de la propreté. — Les dents noires ou gâtées sont le symptôme d'un vice local ou général. — Lorsque le mauvais état des dents est le résultat de la malpropreté par négligence ou paresse, on doit très-mal préjuger de la personne.

Ces courtes réflexions sur la bouche feront apprécier le rôle important que cet organe est appelé à jouer dans la vie, et convaincront nos lecteurs de la nécessité des soins hygiéniques à lui donner.

Hygiène des lèvres. — La beauté des lèvres réside dans leur forme et leur couleur, dans la finesse et la fraîcheur de leur tissu. Des lèvres trop grosses ou trop minces sont désagréables ; des lèvres pâles, flétries et gercées, sont un indice du dérangement dans la santé ou de maladie déjà ancienne.

Les vices de conformation, tels que bec-de-lièvre, coarctation, accolement des lèvres : les accidents graves, comme la destruction totale ou partielle des lèvres, nécessitent un traitement chirurgical et quelquefois la *kiloplastie* ou formation d'une lèvre artificielle pour remplacer celle qui a été détruite. Nous nous bornerons ici à indiquer les imperfections qui peuvent se corriger sans le secours du chirurgien.

Atrophie et hypertrophie des lèvres. — Les lèvres peuvent s'atrophier, c'est-à-dire ne point recevoir les sucs nutritifs nécessaires et rester trop minces, ou bien pécher par l'excès contraire, et acquérir un développement qui les rend d'une grosseur hideuse.

Rien n'est plus facile que de remédier au premier défaut, il ne s'agit que de recommander au sujet d'opérer sur ses lèvres de fréquentes succions; de les tirailler en dehors, et de les baigner de temps à autre dans un liquide irritant, afin d'appeler une plus grande quantité de sang dans leurs tissus. On augmente ainsi le volume des lèvres, de même qu'on accroît la nutrition d'un membre en le soumettant à un exercice longtemps répété.

La grosseur ou hypertrophie des lèvres, surtout celle de la lèvre inférieure, qui, quelquefois, reste pendante, est plus difficile à réprimer ; cependant on obtient des résultats assez satisfaisants en mettant sans cesse en action le muscle orbiculaire des lèvres. On s'impose le travail de le contracter le plus souvent et le plus longtemps possible; ensuite, comme moyen auxiliaire, on arrose fréquemment les lèvres d'eau astringente, afin de resserrer leur tissu, et de rendre le travail de la contraction moins pénible. On peut également se servir de la *pommade virginale* dont la formule est donnée au formulaire de cet ouvrage.

Lorsque ces moyens sont inefficaces, il faut avoir recours à un petit appareil compressif, en cuir fort, exactement moulé sur la lèvre et garni à l'intérieur de linge fin, imbibé d'eau astringente. La lèvre est introduite dans ce moule, qui la comprime en tous sens et modère la circulation locale. Quelquefois la compression provoque un léger engourdissement que l'on fait cesser en remettant la lèvre en liberté. Cet appareil s'applique le soir avant de se coucher, et, s'il est possible, pendant quelques heures de la journée. Son usage doit être continué assez longtemps ; on le suspend quand la partie devient douloureuse, et on le reprend le lendemain. Il existe plusieurs exemples de grosses lèvres ramenées à leurs dimensions normales au moyen de ce petit appareil.

Gerçure et flétrissure des lèvres. — Diverses causes gercent ou flétrissent les lèvres, fanent leur couleur ou y font naître des boutons, des ardeurs, etc. Lorsque ces affections ne se lient point à une maladie interne et qu'elles sont simplement dues à l'action d'une cause locale comme le froid, le chaud trop vifs, le contact de substances irritantes, etc., on peut les combattre sans inconvénients et avec facilité. Mais on doit favoriser par des lotions émollientes la sortie et la marche des boutons qui couvrent les lèvres à la suite des fièvres, car ils annoncent l'expulsion, par la nature, du principe morbide qui troublait la santé.

Il est des personnes qui, impatientes de se débarrasser d'un bouton disgracieux aux lèvres, hâtent sa dessiccation en le cautérisant avec une croûte de pain grillée et brûlante. Cette cautérisation produit, en effet, une croûte extérieure, mais irrite si violemment la partie profonde, qu'on y éprouve aussitôt des battements analogues à ceux qui ont annoncé sa naissance. Selon nous, le meilleur moyen de guérison se trouve dans les onctions répétées de *crème-neige*, qui hâtent la marche du bouton sans la contrarier.

On ranime les lèvres flétries en les baignant dans une eau tonique, ou en les oignant d'une pommade excitante, indiquée au formulaire de cet ouvrage.

Les gerçures des lèvres, sans être plus difficiles à guérir, demandent plus de précaution et de temps. On commence d'abord par les soustraire aux causes qui les ont fait naître et les entretiennent, telles que le froid, le contact des mets épicés et des substances irritantes. Ensuite on les baigne plusieurs fois par jour dans une légère infusion de sureau, et on les onctionne avec la pommade de concombre ou toute autre pommade adoucissante. La *crème-neige*, dont nous venons de parler, est un véritable spécifique contre les boutons et les gerçures.

Gencives.—La fermeté, la couleur rose et la pureté des gencives sont le signe de l'état sain de la bouche. — Des gencives molles, blafardes, ou d'un rouge brun, tuméfiées ou saignantes, sont le signe de l'état contraire. Or, si la fraîcheur des gencives dépend des soins hygiéniques donnés chaque jour à la bouche, et de l'état de santé du sujet, il est rationnel de remplir ponctuellement les principes d'hygiène locale et générale exposés à la fin de ce chapitre.

Hygiène des gencives. — L'hygiène des gencives est intimement liée à celle des dents ; tout ce qui peut altérer les unes est nuisible aux autres. Pour conserver la fraîcheur et la fermeté des gencives, il faut proscrire les boissons acides, brûlantes, trop froides ou trop chaudes, fuir les excès dans le boire et le manger, éviter les indigestions ; il faut se laver régulièrement la bouche après le repas, entretenir les dents, surtout leur base, dans un état de propreté convenable, sans abuser de la brosse et du cure-dent. La cause la plus commune de l'altération des gencives est la négligence des soins hygiéniques. Lorsqu'on laisse les dents s'encroûter de tartre, les gencives ne tardent pas à se tuméfier, à devenir douloureuses, sanguinolentes. Le remède naturel est d'enlever le tartre, de nettoyer les dents chaque jour et de faire usage de gargarismes astringents, aromatiques. La *teinture balsamique*, indiquée au formulaire de cet ouvrage, est très-bonne pour déterger et raffermir les gencives.

Nous ne saurions trop recommander aux dames de ne jamais se servir de brosses dures pour le nettoyage des dents. Les brosses dures dont se servent beaucoup de personnes, dans l'espoir de mieux polir l'émail, irritent les gencives, les font saigner, et les usent à la longue, et la dent ne tarde pas à se déchausser. La brosse douce est exempte de ces inconvénients.

Lorsque les gencives, frappées d'atonie, offrent une couleur blafarde, il devient urgent, pour resserrer leur tissu relâché, de faire usage de lotions toniques, stimulantes, soit avec la *teinture balsamique* de notre formulaire, soit avec l'*eau philodontine*, coupée de trois fois son volume d'eau fraîche. — Les gencives tuméfiées, saignantes, se guérissent avec des gargarismes très-peu astringents d'abord, qu'on remplace ensuite par des lotions styptiques ; on est même obligé quelquefois d'en venir à de légères scarifications pour opérer leur dégorgement.

Les gencives et la membrane muqueuse buccale deviennent quelquefois le siége de fongosités et de petites ulcérations nommées *aphthes*. Quand ces ulcérations ne sont point le symptôme d'une infection générale, on se borne à les toucher avec le sulfate de cuivre, taillé en crayon ; ou bien avec le collutoire suivant :

Suc de grande joubarbe. . . .	30 grammes.	
Miel blanc.	30	—
Sulfate d'alumine.	5	—

On touche les aphthes, deux ou trois fois par jour, avec un petit pinceau trempé dans cette mixture, et l'on accélère leur cicatrisation par l'usage de gargarismes astringents, édulcorés de miel rosat.

Mais, si les ulcérations dépendaient d'une maladie interne, d'une diathèse cancéreuse, scorbutique, scrofuleuse, etc., il faudrait se hâter de recourir au médecin, afin qu'il puisse prévenir les ravages.

SECTION II.

Des dents.

Les dents sont des instruments nécessaires sous le triple rapport de la beauté du visage, de la prononciation et de la mastication. La chute des dents incisives supérieures produit l'affaissement de la lèvre correspondante, et entraîne la saillie de la lèvre inférieure. La perte d'une seule incisive occasionne un sifflement fort désagréable dans la prononciation. L'absence d'une grande partie des dents molaires rend la mastication difficile, incomplète; les aliments, imparfaitement broyés, rendent le travail de l'estomac pénible et deviennent la cause de digestions laborieuses. Il est donc urgent de remplacer les dents perdues par des dents artificielles.

Sous le rapport de l'ornement de la bouche et de la beauté du visage, la blancheur des dents et leur régularité de position sont indispensables. De belles dents bien blanches annoncent une bouche saine et des soins de propreté journaliers; elles embellissent le sourire et corrigent le défaut d'une bouche trop grande. On pourrait même ajouter que les dents qui réunissent les conditions de forme, d'alignement et de blancheur, ont une prédominance sur les autres attraits du visage.

Otez une dent à la belle Hélène, a dit un auteur, la guère de Troie n'a plus lieu et la divine Iliade reste dans le néant.

En effet, qu'une personne douée de beaux yeux, d'un nez bien fait, d'un beau front, d'une belle chevelure, soit affligée de vilaines dents; elle plaît, on l'admire tant que ses traits restent immobiles; mais, si, par hasard, le sourire vient ouvrir ses lèvres et montrer des dents encroûtées de tartre ou noircies et rongées par la carie..... aussitôt, oubliant sa beauté, on se détourne involontairement avec cette exclamation mentale : Quelles dents affreuses! quelle bouche dégoûtante!... Du reste, les personnes affligées de cette repoussante infirmité n'ignorent pas l'impression de dégoût que produit la vue de leur bouche; elles évitent, autant que possible, les occasions de rire, et, lorsqu'elles y sont forcées, leurs lèvres s'ouvrent à peine, et leur sourire comprimé ressemble assez à une grimace.

Une personne laide de visage, mais qui possède une belle denture, fait oublier, lorsqu'elle rit, tout ce qu'elle a de désagréable dans les traits; les yeux se portent sur sa bouche, et elle entend dire autour d'elle : Quelles dents superbes! Ces mots, qui flattent sa vanité, sont pour elles une compensation aux défauts de son visage.

Des dents malpropres, couvertes de tartre ou cariées, des gencives engorgées, sont le signe d'un vice constitutionnel ou d'une coupable négligence dans les soins hygiéniques; elles sont l'indice de la fétidité de l'haleine, infirmité des plus repoussantes. On cite, à ce sujet, l'anecdote suivante :

Notre ancien poëte Benserade se trouvait à une soirée musicale, à côté d'une fort jolie demoiselle dont la bouche était dans un état déplorable. Priée de chanter, elle s'en acquitta de manière à ravir les oreilles, mais à blesser l'odorat du poëte, qui fut même obligé de se détourner. Un seigneur, demandant à Benserade son avis sur la valeur du chant et des paroles qu'il venait d'entendre, reçut cette réponse :

— Mademoiselle a une fort belle voix, un très-beau chant, mais l'air n'en vaut rien.

ANATOMIE ET PHYSIOLOGIE DES DENTS.

Tout le monde sait ce que c'est qu'une dent; mais beaucoup de personnes ignorent son mode de formation et d'organisation. Quelques lignes suffiront pour le leur apprendre.

Les dents sont composées de deux substances : émail et os; l'émail, qui ne se montre qu'à partir du collet de la dent, est la partie la plus dure du corps entier, il fait feu sous le briquet. — La portion osseuse ou intérieure, moins dure que l'émail, est néanmoins plus dure que les autres os du corps, à cause de la grande quantité de terre calcaire qu'elle contient. — Chaque dent offre deux parties distinctes : la *racine* et la *couronne* : la racine, solidement enclavée dans l'alvéole, est creusée d'un canal intérieur qui donne passage à un nerf, à une artère et à une veine. Les dents à plusieurs racines contiennent une cavité centrale à laquelle chaque racine, creusée d'un canal, envoie ses nerfs et ses vaisseaux. — La formation de la dent a lieu dans une capsule située au fond de l'alvéole ; cette capsule sécrète un noyau gélatineux qui, se durcissant peu à peu, se transforme en substance osseuse ; et cette substance osseuse, qui est la dent proprement dite, se recouvre dans sa partie supérieure d'une lame d'émail également sécrétée par la capsule.

La dent, par elle-même, n'est point sensible ; mais la membrane qui tapisse ses cavités, et sur laquelle s'épanouit le nerf dentaire, jouit d'une sensibilité exquise. C'est sur cette membrane qu'agissent le chaud et le froid ; c'est elle qui, étant irritée par le contact de l'air, lorsque le corps de la dent est percé par la carie, cause les horribles douleurs dentaires.

L'art du dentiste est arrivé, de nos jours, à un si haut degré de perfection, les traités sur les dents sont si complets et les dentistes si habiles, si nombreux dans toutes les villes de France, que nous nous bornerons ici à signaler les vices et affections auxquels on peut soi-même porter remède, sans le secours d'agents mécaniques; nous indiquerons les moyens les plus propres à l'entretien, à la conservation des dents, et, toutes les fois que ces moyens seront restés inefficaces, nous recommanderons de recourir à un dentiste habile, dont la main et les instruments obtiennent presque toujours un merveilleux succès.

DIRECTION VICIEUSE DES DENTS PENDANT LEUR CROISSANCE.

Déviations latérales. — La dent gênée par un obstacle qui s'oppose à sa sortie naturelle perce la paroi alvéolaire en dedans, plus souvent en dehors, et continue à pousser dans cette fausse direction. Le dentiste, consulté à temps, parvient toujours à redresser la dent déviée. Cela est plus difficile quand celle ci a acquis son entier développement; alors on est souvent obligé de l'arracher.

Déviations obliques. — Un autre genre de déviation plus fréquent, mais moins difficile à corriger, est celui où la dent, sortie de l'alvéole, se déjette, soit en avant, soit en arrière; ou bien, lorsque, au lieu d'avoir ses faces parallèles à l'arcade dentaire, elle les présente de côté. Ces vices de direction sont peu de chose : une légère compression dans le premier cas, une torsion fréquemment répétée dans le second, parviennent toujours à remettre en place la dent déjetée.

Dents trop écartées et trop serrées. —Le défaut des

dents trop écartées l'une de l'autre se corrige très-facilement par l'application d'une ligature en fil ciré, en caoutchouc ou avec un fil d'or, dont l'incessante action ne tarde pas à rapprocher la dent écartée de sa voisine.

On remédie au défaut des dents trop serrées par la lime, lorsque ce resserrement est peu de chose; il nécessite au contraire l'avulsion d'une dent lorsqu'il est trop considérable, ce qui arrive aux mâchoires dont l'arcade, trop étroite, n'est pas en rapport avec la largeur des dents. Une fois la dent arrachée, les autres, ne trouvant plus d'obstacle, se placent librement et finissent par se rapprocher, au point qu'on ne saurait s'apercevoir s'il en manque une.

On peut réduire à trois les moyens mécaniques employés par les dentistes : les *ligatures*, le *plan incliné* et les *ressorts répulseurs*. Ces trois moyens sont le point de départ d'une foule de petits appareils, plus ou moins ingénieux, inventés par les dentistes pour arriver au résultat désiré.

Maladies des dents. — Les dents sont sujettes à diverses maladies; les unes externes : l'entamure, la fracture, la filure, le ramollissement et la perte de l'émail, le tartre ou enduit calcaire, etc.; les autres internes : l'inflammation de la membrane alvéolaire, la névralgie dentaire, la carie, etc.

Les causes des maladies de la première catégorie sont les chocs extérieurs, l'action des acides et de certaines poudres dentifrices; mais la cause la plus fréquente est sans contredit le froid et le chaud, surtout quand l'un succède immédiatement à l'autre. L'habitude de manger et de boire trop chaud ou trop froid est très-nuisible à la santé des dents. Les peuples buveurs de thé et les mangeurs de soupes ont généralement les dents jaunes et les perdent de bonne heure, tandis que les peuples qui prennent leurs aliments et leurs boissons à la température naturelle ont de belles dents blanches qu'ils conservent fort longtemps. Les Arabes, les Turcs, les nations demi-sauvages, en sont un exemple.

L'air humide des contrées brumeuses, l'habitation au bord des rivières, des lacs ou dans les marécages, sont aussi des causes qui attaquent profondément le système dentaire. En France, il existe certaines contrées dont les habitants ont d'affreuses dents qu'ils perdent de très-bonne heure ; il faut dire aussi que la négligence des soins hygiéniques entre pour beaucoup dans cette perte prématurée.

Les acides sont très-nuisibles aux dents ; leur action prolongée peut ramollir l'émail et le détruire ; aussi est-il sage de ne point user d'aliments ni de boissons trop acides. Les personnes qui ont un goût invincible pour les acides doivent, si elles tiennent à conserver leurs dents, se laver la bouche aussitôt après en avoir fait usage. Certaines poudres et opiats dentifrices, composés d'acide tartrique et de carbonate de potasse, dont la police devrait arrêter la vente coupable, sont aussi une cause de la perte des dents.

Fracture et fêlure. — Les dents fracturées par une cause mécanique peuvent se souder tout aussi bien que les autres os du corps, seulement il leur faut beaucoup plus de temps : sept à huit mois sont nécessaires à leur complète consolidation.

Lorsqu'une dent est *fracturée* dans sa racine, il suffit de la maintenir immobile pour obtenir sa guérison. Si la fracture a lieu au collet, on obtient sa consolidation en adaptant une plaque d'or ou de platine, qui maintient dans un rapport parfait les surfaces fracturées. — Un dentiste célèbre comme auteur et comme praticien, M. Duval, a obtenu la guérison complète de plusieurs fractures de dents, dont il donne les observations dans son excellent ouvrage.

La *fêlure*, beaucoup moins grave que la fracture, se guérit par les mêmes procédés dans un laps de temps beaucoup moins long.

La *perte de l'émail* n'entraîne pas, ainsi qu'on le croit généralement, la carie des dents; cette perte, toujours fâcheuse, rend la dent plus impressionnable, moins belle, mais, avec des soins de propreté, on peut encore la conserver fort longtemps.

Du tartre dentaire. — Le tartre qui encroûte les dents des personnes peu soigneuses de leur bouche n'est pas une maladie d'abord, mais par la suite les gencives s'en trouvent offensées, et il arrive même qu'il pénètre dans l'alvéole, écarte les dents, les ébranle et occasionne leur chute. Le tartre est formé de phosphate de chaux mêlé d'une substance muqueuse. Mou et gluant dans le principe, le tartre s'attache à la base des dents et se durcit à mesure que de nouvelles couches viennent se déposer sur les anciennes; enfin, le tartre finit quelquefois par envahir toute la mâchoire et cacher entièrement les dents. Ici se trouve naturellement la place d'une exemple, tiré du *Dictionnaire de médecine*, pour donner au lecteur une idée du monstrueux encroûtement d'une bouche privée de tous soins hygiéniques.

Une jeune fille, dont l'âge échappait à l'enfance, suivit ses parents dans un lieu de détention où elle fut privée des moyens nécessaires à la propreté de la bouche. Le tartre couvrit tellement ses dents, qu'elles disparurent entièrement. A quinze ans, rentrée dans le monde, on crut qu'elle avait toutes les dents gâtées: elles étaient d'une couleur repoussante et qui contrastait singulièrement avec sa figure parfaitement belle et d'une blancheur éclatante. Cette jeune personne, qui avait longtemps gémi de son infirmité et évitait la société tant elle était honteuse d'y montrer une bouche dégoûtante, éprouva vers l'âge de vingt ans une douleur dentaire si aiguë, qu'elle fut forcée de consulter un dentiste. Le dentiste, en examinant la bouche, s'aperçut que toute la denture était envahie par le tartre; il entreprit de la nettoyer et réussit dans son travail ; chaque dent à laquelle il enlevait sa noire écaille s'offrait éblouissante de blancheur ; bientôt le dentiste fit sortir vingt-huit perles brillantes de la hideuse gangue qui, pendant si longtemps, avait enlaidi les lèvres roses d'une aussi jolie bouche.

Malgré ce qu'on vient de lire, on doit regarder la conservation des dents sous la croûte de tartre comme un cas rare, attendu qu'il arrive presque toujours que l'organe dentaire en soit plus ou moins altéré. L'exemple suivant, pris entre mille de ce genre, prouvera les funestes effets du tartre accumulé sur les dents et négligé pendant plusieurs années.

A la suite d'une maladie grave et fort longue, les dents d'un jeune homme de dix-sept ans s'étaient recouvertes d'une épaisse couche de tartre à laquelle ni lui, ni ses parents ne prêtèrent aucune attention. A vingt ans, toutes les dents des deux mâchoires avaient disparu sous ce hideux mastic. Les gencives étaient profondément ulcérées, la bouche répandait une odeur infecte. Les vives douleurs, accompagnées d'insomnies qu'éprouva ce jeune homme, le forcèrent, de même que la jeune fille citée plus haut, d'avoir recours à un dentiste. Malheureusement, il était trop tard ; la couche calcaire se trouvait si épaisse, si dure, que les instruments ordinaires ne purent l'entamer, et le dentiste se vit obligé de l'attaquer avec la gouge et le maillet.

Après avoir fait sauter plusieurs éclats de cette

croûte pierreuse, l'homme de l'art trouva les dents soit cariées, soit repoussées de leurs alvéoles et branlantes; les alvéoles elles-mêmes, envahies par le tartre, n'offraient, avec les gencives putréfiées, qu'un ulcère général dont la puanteur faillit le renverser. A la vue de ce désordre, le dentiste ne voulant point prendre sur lui la responsabilité d'un traitement dont l'issue lui paraissait très-douteuse, conseilla au malade d'entrer dans une maison de santé. Ce conseil fut suivi; mais, hélas! le malheureux jeune homme, malgré tous les soins éclairés qui lui furent prodigués, succomba au bout de quelques mois à une carie de la mâchoire et à une désorganisation complète de la muqueuse buccale.

Ce triste exemple devrait toujours être devant les yeux des parents qui ne s'inquiètent nullement du mauvais état de la bouche de leurs enfants, tandis qu'il est si facile, en les conduisant de temps à autre chez le dentiste, de leur assurer, pour l'avenir, la beauté et la bonté de ces organes si précieux.

Les causes des maladies internes des dents sont assez nombreuses; ainsi tous les vices de constitution, tels que le rachitisme, les scrofules, le rhumatisme, la goutte, les vices dartreux, scorbutique, syphilitique, etc., peuvent détériorer plus ou moins les organes dentaires.

Inflammation de la membrane alvéolaire et du noyau pulpeux. — Il arrive parfois qu'une dent, saine en apparence, cause des douleurs si intolérables, que le patient en demande la prompte extraction. Ces vives douleurs dépendent, soit de l'inflammation de la membrane qui tapisse l'alvéole, ou de la membrane médullaire de la racine, soit d'une névralgie dentaire. Dans ce cas, il est prudent de différer l'extraction de la dent, car on peut espérer que la douleur se dissipera avec la cause éphémère qui la produit, et que la dent reviendra à son état naturel. Mais si la rémission n'était que légère, et qu'une deuxième atteinte aussi douloureuse que la première vînt à frapper la même dent, alors, selon plusieurs dentistes, son extraction est nécessaire, parce qu'il y a déjà dans l'alvéole ou dans la racine une maladie organique. D'autres dentistes sont d'un avis opposé ; ils disent, avec raison peut-être, qu'arracher une dent qui n'offre aucun signe extérieur de maladie est une grande faute ; et, dans ce cas, ils conseillent, pour prévenir à jamais les récidives ondontalgiques, d'avoir recours à la luxation.

Luxation des dents. — Cette opération consiste à soulever la dent, à l'arracher à demi de son alvéole, de manière à briser les vaisseaux et les nerfs qui reçoivent ses racines. Après s'être assuré que la luxation est complète, on la repousse dans l'alvéole : privée désormais des sucs nourriciers et du stimulus nerveux, la dent meurt et les douleurs cessent ; dès lors, n'étant retenue en place que par ses adhérences aux parties environnantes, elle peut être considérée comme une dent artificielle.

Carie. — C'est la maladie la plus funeste et malheureusement la plus commune qui attaque les dents. Nous n'entrerons point dans les distinctions de carie sèche, humide, jaune, noire, pourrissante, etc. Nous dirons tout simplement que la carie est aux os ce que la gangrène est aux parties molles. La carie des dents commence par une tache jaune ou brune, et marche incessamment jusqu'à la destruction entière de l'organe si on l'abandonne à elle-même.

A son début, la carie n'est point douloureuse; il existe même certaines caries qui minent la dent et la font tomber par morceaux sans qu'on ressente aucune douleur. C'est seulement lorsque le trou formé par la carie a pénétré jusqu'au noyau pulpeux que l'ondontalgie se déclare et devient plus ou moins intense, plus ou moins intolérable, selon les progrès de la carie et l'irritabilité du sujet.

Remèdes contre la carie. — Trois moyens ont été conseillés pour arrêter et détruire la carie : la cautérisation par le fer rouge, — la cautérisation par les acides concentrés, — et l'ablation de la portion cariée par la lime et la rugine.

La cautérisation par le fer rouge, très-douloureuse, ne réussit pas toujours, et très-souvent occasionne des éclats de dent. — Celle par les acides est peut-être moins difficile, mais elle a l'inconvénient de ramollir les parties saines de la dent et de les faire tomber par morceaux. Plus loin nous dirons un mot sur les différents secrets contre le mal de dents, secrets qui, pour la plupart, sont inefficaces, et dont la vertu de quelques-uns se borne simplement à assoupir, pour un moment, la douleur. — Le moyen le plus sûr est d'attaquer la carie par la lime et la rugine; c'est l'affaire du dentiste. Si, plus tard, une nouvelle tache se formait sur la surface limée, il faudrait de nouveau recourir aux instruments du dentiste; c'est le seul moyen vraiment sûr de conserver une dent entamée par la carie et d'en préserver ses voisines; car il est rare qu'une dent gâtée ne tache point les autres.

On ne saurait trop répéter la recommandation d'examiner souvent ou de faire examiner la bouche par un homme de l'art afin de préserver les organes dentaires de cette funeste maladie. Aussitôt qu'on aperçoit une tache sur l'émail, il n'y a pas de temps à perdre, il faut l'enlever; cela est d'autant plus facile qu'elle est plus superficielle. Au contraire, plus on tarde, plus elle gagne en profondeur, et ce qui d'abord n'était qu'une tache devient alors une carie rongeante dont les progrès ne peuvent s'arrêter que par l'ablation de la partie qui en est le siége.

Plombage des dents cariées. — Ce mot, devenu impropre aujourd'hui puisqu'on ne se sert plus de plomb pour cette opération, a cependant été conservé.

Pour retarder la destruction inévitable d'une dent profondément cariée et qu'on ne peut se résoudre à faire arracher, on doit la faire plomber. Avant de commencer cette opération, il est nécessaire que la carie soit parfaitement nettoyée, cautérisée et ruginée. Ces préliminaires étant exécutés, on enfonce, par petites parcelles, des feuilles d'or ou d'argent jusqu'à ce que le trou en soit bien bourré. Mais cette sorte de plombage n'avait qu'une très-courte durée; les parcelles du métal se détachaient peu à peu, et c'était à recommencer. Pour remédier à cet inconvénient, on leur a substitué le métal fusible de Darcet, perfectionné par Regnard. Ce métal a l'avantage de se fondre, de se mouler dans la cavité de la dent, et de ne former qu'un seule globule. — Un autre métal, composé par M. Delmond, semblerait l'emporter sur celui de Darcet, dans ce sens qu'il ne nécessite point l'emploi du feu, et qu'il ne se durcit que peu à peu de manière à ce qu'on puisse vider la dent et recommencer l'opération si elle a été mal faite. Ce métal, nommé *pâte d'argent* par son inventeur, se prépare avec de l'argent vierge réduit en poudre très-fine et du mercure. Lorsque les deux métaux sont bien amalgamés, on les met dans une peau de chevreau qu'on presse fortement pour en exprimer le mercure qui passe à travers. Le résidu obtenu est une pâte assez compacte qu'on renferme dans un flacon bouché à l'émeri afin de la conserver pour l'usage. On emploie cette pâte à froid, et on la fait pénétrer dans la carie au moyen d'un petit fouloir. Le mercure, venant à s'évaporer au bout de quelques jours, l'argent seul reste sous forme solide, et remplit exactement toutes les petites anfractuosités de la cavité cariée.

Embaumement des dents. — On annonça, il y a quelques années, un procédé pour embaumer les dents gâtées et les préserver de la pourriture. Ce sont de ces annonces industrielles qui tombent devant la moindre réflexion. En effet, si la dent gâtée est encore liée à la vie par ses nerfs et ses vaisseaux, il est impossible qu'elle soit réduite à l'état de momie sans la faire mourir. Si elle est morte, c'est-à-dire si ses nerfs et vaisseaux sont complétement détruits, est-il raisonnable de vouloir embaumer un os inerte? Dans une dent frappée de mort absolue, la carie et la putréfaction s'éteignent d'elles-mêmes; semblable, dès lors, aux dents artificielles, elle n'exige plus que des soins de propreté.

Extraction des dents. — Cette opération, moins douloureuse qu'on ne pense, nécessite divers instruments maniés par une main exercée. La description des divers procédés ne saurait trouver place ici; voyez les ouvrages qui traitent de la partie mécanique de l'art du dentiste.

Transplantation des dents. — Nous ne dirons qu'un mot sur la transplantation des dents, opération immorale, réprouvée de nos mœurs, et dont le succès nous semble très-suspect. Autrefois, le riche qui avait une dent gâtée, achetait la dent belle et bonne du pauvre; le dentiste, ayant arraché la dent de l'un, procédait de suite à l'extraction de celle de l'autre, et enfonçait la bonne dent toute sanglante dans l'alvéole de l'homme qui se servait de son or pour faire mutiler son semblable. On a prétendu que la dent, ainsi transplantée, prenait racine et recommençait à vivre, ce qui est plus que douteux, attendu qu'un nerf et des vaisseaux déchirés ne peuvent s'affronter exactement aux nerfs et aux vaisseaux d'une dent étrangère, et la circulation s'y rétablir. Mais l'on peut admettre que la transplantation obtenait un résultat à peu près semblable à celui de la luxation, c'est-à-dire que la dent, transplantée dans une alvéole étrangère, encore saignante, s'y maintenait fortement par la cohésion des parties environnantes.

Dents artificielles. — Toutes les fois qu'une ou plusieurs dents viennent à manquer, surtout les incisives supérieures, la beauté du visage et la prononciation en sont très-sensiblement altérées et exigent qu'on les fasse remplacer par des dents artificielles. Ces dents sont taillées dans différentes substances, telles que l'ivoire de l'éléphant, de l'hippopotame, de la vache marine et d'autres animaux. On en fabrique aussi en diverses pâtes d'une grande dureté; mais la plupart des dentistes sont d'avis que la dent humaine.

dont on fait commerce, est encore la meilleure.

La pose des dents, soit isolées, soit réunies, l'application des râteliers partiels ou complets, composent la partie essentielle de l'art du dentiste et exigent autant d'adresse que d'intelligence dans la pratique de cet art. Nous ne pouvons, à ce sujet, que conseiller de choisir un dentiste habile.

Un homme, aussi modeste qu'instruit sur tout ce qui concerne les maladies de la bouche, et qui n'a nullement besoin de réclames ou d'annonces pour étendre le cercle de sa nombreuse clientèle, M. *Delestre*, chirurgien-dentiste, à Paris, quai Conti, 5, pratique, avec une habileté vraiment remarquable, toutes les opérations du ressort de son art. Nous avons nous-mêmes été témoin de son intelligente adresse à redresser, par un moyen des plus simples, plusieurs dents déviées à notre jolie petite fille; nous saisissons l'occasion de lui adresser encore ici nos remercîments, comme tribut de reconnaissance.

Après avoir démontré l'utilité des dents et parlé de leurs vices de direction, de leurs diverses maladies et des moyens d'y remédier, nous arrivons maintenant à la partie la plus essentielle de ce petit traité, à la prophilaxie des dents, c'est-à-dire à leur conservation par les soins hygiéniques.

Hygiène des dents.—L'hygiène dentaire comprend tous les soins qu'on apporte à éviter incessamment les causes qui peuvent altérer leur intégrité, ainsi que celle des gencives. Ne jamais manger ou boire ni trop chaud ni trop froid ; se garder de conserver longtemps dans la bouche des substances acides ; ne point abuser des boissons et des fruits acides; la prudence conseille de se laver la bouche après leur usage : nous allons voir tout à l'heure combien ils sont funestes à l'émail; éviter toute espèce de choc, de tiraillement et de pression; ne jamais casser de noix, noisettes, noyaux, etc., car il peut en résulter de petites fractures d'émail et même de fêlure complète. On conseille aux personnes qui, pendant un travail de couture, sont habituées à couper leur fil avec les dents, de se défaire de cette mauvaise habitude ; ces tiraillements répétés ébranlent, à la longue, les incisives supérieures, causent de petits éclats d'émail, et peuvent en provoquer la chute.

Il existe une étroite sympathie entre le cuir chevelu et les dents; aussi recommande-t-on de prendre les plus grandes précautions toutes les fois qu'on se lave la tête, qu'on se fait couper les cheveux, car l'action du froid humide porte toujours une fâcheuse influence sur les dents, et amène des fluxions, des engorgements de gencives, des ondontalgies et quelquefois des caries.

On doit strictement proscrire tous les dentifrices dont on ne connaît pas la composition, parce qu'en général ceux qui blanchissent les gencives contiennent des acides dans une proportion tout à fait dangereuse. Cette blancheur n'est qu'éphémère ; la dent jaunit bientôt et perd pour jamais son éblouissant poli. Les acides enlèvent le tartre, il est vrai, mais ils ramollissent l'émail, le dissolvent ; ils agissent sur lui comme une goutte d'acide nitrique agit sur le marbre, en produisant une effervescence et détruisant la partie qu'ils ont touchée. Tels sont les dentifrices que vendent les charlatans : à peine les dents les plus noires en ont-elles été frottées, qu'elles blanchissent aussitôt ; et le vulgaire, ne voyant que l'effet du moment, et ignorant ce qu'il doit lui en coûter plus tard, achète avec empressement l'eau ou la poudre merveilleuse. La police devrait déployer toutes ses rigueurs contre la coupable industrie de ces charlatans, et ne point permettre que les gens crédules perdissent à la fois leurs dents et leur argent.

Non-seulement les dentifrices ne doivent point contenir d'acides, mais il faut encore qu'ils soient exempts de substances styptiques trop violentes, qui finiraient par dessécher les gencives et déchausser les dents ; de toutes matières dures, comme poudre de corail, d'écailles d'huître, etc., dont le frottement use l'émail. Nous donnerons plus bas les recettes des meilleurs dentifrices.

Le *cure-dent* est de toute nécessité pour chasser des interstices dentaires les parcelles d'aliments qui s'y trouvent engagées, et dont la putréfaction vicie l'haleine, finit par jaunir l'émail et l'altérer. Le cure-dent doit être taillé dans une plume très-flexible; toute autre substance serait trop dure et pourrait, dans un mouvement involontaire, forcer la dent, faire éclater l'émail ou blesser les gencives. Ces motifs doivent faire proscrire les cure-dents métalliques ou d'autres matières dures, comme dangereux.

L'usage de la *brosse* est tout à fait indispensable. Les meilleures brosses sont faites en poils de blaireau; leur doux frottement ne peut nullement blesser les gencives, et, mieux que les brosses dures, elles remplissent les conditions hygiéniques. Tous les matins, en se levant, on trempe la brosse dans un verre d'eau aromatisée de quelques gouttes d'*eau philodontine;* on prend un peu de poudre dentifrice *sans acide*, et l'on brosse légèrement les dents en tous sens, c'est-à-dire devant, derrière et sur les côtés des deux arcades dentaires, sans jamais fatiguer les gencives. Après le brossage des dents, on se rince la bouche avec la même eau aromatisée, qui doit être tiède en hiver et à sa température naturelle en été.

POUDRE DENTIFRICE.

Poudre de charbon végétal porphyrisé.	30	grammes.
Poudre de quinquina rouge porphyrisé.	30	—
Carbonate de magnésie.	10	—

Mélangez parfaitement ces substances jusqu'à ce que vous ayez fait une poudre homogène, puis aromatisez avec quelques gouttes d'essence de menthe ou de citron, selon le goût de la personne.

La poudre dentifrice composée, sous nos yeux, par le chimiste préparateur de la *Parfumerie nouvelle*, est supérieure aux dentifrices les plus en réputation ; elle s'oppose à la formation du tartre dentaire et au déchaussement des gencives ; elle absorbe et annihile toute mauvaise odeur, assainit la bouche, conserve à l'émail sa blancheur, et doit être considérée comme le meilleur préservatif de la carie.

Depuis l'eau dentifrice du *Codex* jusqu'à l'eau de *Botot*, qui n'est que l'eau impériale d'autrefois, et de celle-ci à celles qu'on fabrique aujourd'hui, toutes les eaux dentifrices sont composées avec les mêmes substances et de la même manière, à peu de différence près. Néanmoins, il n'est pas de pharmacien, de dentiste ou de parfumeur qui n'ait son eau dentifrice supérieure à celle des autres. Cette supériorité ne peut exister que dans le choix et la qualité des substances employées. Or, l'eau philodontine de l'*Athénée hygiénique* nous semble réunir toutes les qualités requises.

Préparée avec des substances de premier choix, l'*eau philodontine*, à la dose de quelques gouttes dans un verre d'eau, purifie l'haleine, assainit la bouche, détruit la mauvaise odeur interdentaire, raffermit les gencives et s'oppose au déchaussement des dents, toujours d'un fâcheux présage ; enfin l'emploi de cette eau, concurremment avec la poudre dentifrice de l'Athénée hygiénique, est le moyen le plus sûr d'entretenir la fraîcheur de la bouche, la pureté de l'haleine, la blancheur de l'émail et de préserver les dents de la carie, cette cruelle maladie du tissu osseux, qui entraîne toujours la perte de l'organe.

Voyez, au Formulaire de cet ouvrage, les meilleures recettes pour fabriquer soi-même une eau dentifrice hygiénique.

Les parents doivent faire contracter de bonne heure à leurs enfants l'habitude de se laver la bouche après le repas, avant le coucher et après le lever; cette habitude est excellente pour la conservation des dents et la pureté de l'haleine.

Si, par négligence ou suite de maladie, les dents ont été négligées et que leur base se soit recouverte d'un enduit jaunâtre, il ne faut point s'obstiner à vouloir enlever cette incrustation tartreuse avec la brosse et la poudre, on fatiguerait inutilement la gencive par le brossage. L'unique moyen de rendre aux dents leur blancheur primitive est de gratter le tartre avec l'instrument du dentiste; ce n'est qu'après cette petite opération qu'on peut se servir avec avantage de la brosse et de la poudre. Nous parlons ici pour les personnes qui ont dépassé l'âge de puberté, car il faut bien se garder de nettoyer les dents des enfants avec des instruments d'acier, l'émail n'ayant pas encore acquis son degré de dureté, serait probablement intéressé; ce n'est qu'après la quinzième ou seizième année qu'on peut, lorsque le cas l'exige, faire usage de ces instruments. Si, cependant, à la suite d'une maladie longue les dents de l'enfant se trouvaient encroûtées de tartre, c'est au dentiste, dans ce cas, à faire usage de ses instruments avec adresse et légèreté.

Avant de parler de la fétidité de l'haleine, nous dirons un mot sur l'ondontalgie ou douleurs de dents; ces douleurs, toujours violentes et quelquefois atroces, méritaient bien qu'on cherchât un sédatif assez puissant pour les calmer aussi promptement, aussi complétement que possible. Plusieurs anti-ondontalgiques ont joui et jouissent encore d'une réputation méritée; nous donnerons ici leurs formules, afin que les personnes sujettes aux maux de dents puissent composer elles-mêmes ces remèdes, et s'en servir au besoin.

PARAGUAY-ROUX.

Feuilles et fleurs d'inula bifrons. . . .	1 partie.
Fleurs de cresson de Para.	4 —
Racines de Pirèthre.	1 —
Faites macérer pendant quinze jours dans alcool à 36°.	8 —
Filtrez.	

On laisse tomber une goutte de cette teinture dans la dent cariée, ou on y enfonce une petite boulette de coton imbibée, et les douleurs dentaires cessent aussitôt.

ALCOOLATURE DE CRÉOSOTE (*de Righini*).

Alcool à 36°	16 grammes.
Créosote pure.	21 décigr.
Teinture de cochenille alcoolique. .	8 grammes.
Huile de menthe anglaise.	12 gouttes.

Mêlez le tout et conservez dans un flacon bien bouché, pour l'usage.

Pour s'en servir, dans les maux de dents, on imbibe une petite boulette de coton de cette alcoolature et on l'applique sur la dent gâtée. Il faut veiller à ce que le coton ne soit pas imbibé au point de laisser dégoutter dans l'intérieur de la bouche, parce que la créosote étant corrosive, pourrait causer des excoriations à la muqueuse buccale.

Quelques gouttes, versées dans un verre d'eau, servent aussi à se rincer la bouche. — L'eau, ainsi aiguisée, est excellente pour entretenir en bon état les dents et les gencives.

CRÉOSOTE-MASTIC (*de Michon*).

La créosote est regardée, avec raison, comme un spécifique du mal de dent, mais sa saveur et son odeur sont si désagréables, si persistantes, que beaucoup de personnes éprouvent de la répugnance à s'en servir. M. Michon, pharmacien à Paris, a trouvé le moyen de pallier cet inconvénient en donnant à la créosote une consistance de miel qui s'oppose à ce qu'elle se répande dans la bouche. On prend avec la pointe d'un stylet ou d'une épingle gros comme un petit pois de créosote densifiée, et on la dépose dans le trou formé pas la carie ; la douleur cesse presque aussitôt.

Malgré ce perfectionnement, il faut cependant le dire, la créosote est rejetée de la plupart des personnes qui en ont fait une fois usage, à cause de la persistance de sa mauvaise odeur, et de l'inconvénient qu'elle a de faire éclater la dent qui tombe en morceaux.

ÉLIXIR DOLORIFUGE, ANTI-ODONTALGIQUE PAR EXCELLENCE.

Nous signalons comme le meilleur des *anti-odontalgiques* connus l'*élixir dolorifuge*, exempt de tout inconvénient : sa saveur est agréable, son action sédative et cautérisante, bornée au nerf dentaire, anéantit presque aussitôt les douleurs les plus vives ; son application est des plus faciles. — Pour la mâchoire supérieure, introduisez une petite boulette de coton, imbibée de la liqueur, dans la dent gâtée. — Pour les dents de la mâchoire inférieure, trempez un cure-dent ou la tête d'une épingle dans la liqueur et laissez-en tomber une goutte dans le trou creusé par la carie. Renouvelez cette opération une ou deux fois, et bouchez le trou avec une boulette de coton.

CHAPITRE XIV.

FÉTIDITÉ DE L'HALEINE.

Cette infirmité est d'autant plus repoussante, que les personnes qui en sont atteintes prennent moins de précautions pour en atténuer la gravité. Ses causes sont diverses : tantôt elle est due à une affection profonde des organes pulmonaires ou gastriques, tantôt au croupissement, dans le canal nasal et les cornets du nez, des mucosités dont l'écoulement n'a pu avoir lieu à cause de l'aplatissement des os propres du nez ; tantôt à la présence d'un polype, d'une ozène, etc., etc. Dans ces cas, c'est toujours à la médecine qu'il faut s'adresser, et si le médecin les juge incurables, on tâche de masquer, autant que possible, cette repoussante odeur, en mâchant des substances fortement aromatiques, le girofle, la cannelle, la muscade, le macis, etc. Les dames romaines se servaient avec avantage de pastilles de feuilles de myrte et de résine de lentisque pétries avec du vin vieux. Les femmes d'Orient mâchent la résine du lentisque ; les

Européennes des pastilles de menthe, de cachou, etc. Si la mauvaise odeur dépend d'une affection de l'estomac, on conseille l'eau de *chlorite de chaux* ou les *pastilles de charbon*, comme ayant la propriété d'absorber et d'annihiler les gaz de l'estomac. Voyez leur préparation au Formulaire.

Dans les cas, beaucoup plus nombreux, où la fétidité de l'haleine dépend de la malpropreté des dents ou de leur carie, un dentiste habile rend à la bouche sa pureté primitive en arrachant les dents gâtées, les racines pourries, et en nettoyant les bonnes. Après être sorti de chez le dentiste, il ne s'agit plus que d'entretenir la propreté de la bouche par des soins journaliers, qui peuvent se résumer dans les préceptes suivants :

PRÉCEPTES GÉNÉRAUX D'HYGIÈNE DENTAIRE.

1.

On doit se laver les dents le matin en se levant et le soir avant de se coucher avec une brosse douce de poils de blaireau, chargée d'une poudre dentifrice sans acide : voyez au Formulaire.

2.

Ne jamais boire ni manger trop chaud ou trop froid ; éviter surtout de boire un liquide glacé après avoir pris un potage ou un bouillon brûlant ; rien n'est plus funeste aux dents que ce passage subit d'une température extrême à l'autre température opposée ; l'émail s'altère, jaunit, et quelquefois éclate.

3.

Après avoir mangé des mets ou des fruits acides, on doit se laver immédiatement la bouche et frotter les dents avec un linge, parce que les acides attaquent et jaunissent l'émail.

4.

A l'issue de chaque repas, avoir bien soin d'expulser, au moyen d'un cure-dent, les parcelles d'aliments engagées dans les interstices dentaires, et se laver la bouche avec de l'eau tiède, en hiver. En réfléchissant aux graves inconvénients qui résultent de la putréfaction des parcelles de viande entre les dents, tels que fétidité de l'haleine, taches sur l'émail et parfois carie, on comprendra toute l'importance des soins que nous conseillons.

5.

Ne jamais briser entre ses dents des noix, des noisettes, noyaux de fruits ou autres corps durs. — Ne jamais se servir des incisives pour couper du fil, délier des nœuds trop serrés, ni s'en servir comme de pinces pour arracher ou retenir.

6.

Proscrire strictement les dentifrices dont la composition n'est point connue, parce qu'en général ceux qui blanchissent les dents à la minute contiennent des acides dans une proportion tout à fait funeste à ces organes; leur émail ne tarde pas à jaunir et à perdre pour jamais son poli. Les meilleures poudres sont faites avec le charbon et le quinquina; le dentiste consciencieux n'en ordonne point d'autre.

7.

Enfin, si par des circonstances de tempérament, de maladie, de climat, une ou plusieurs dents venaient à se tacher ou à se gâter, il faudrait aller de suite consulter le dentiste, car lui seul peut y apporter un prompt remède. Les personnes abonnées à un dentiste ont reconnu depuis longtemps la vérité de cet axiome : — Un dentiste instruit dans son art conserve à la bouche plus de dents qu'il n'en arrache.

Et il faut le dire en toute justice, les dentistes de notre époque sont aussi instruits qu'habiles. Plusieurs d'entre eux ont écrit des ouvrages qui prouvent leurs profondes connaissances anatomiques et physiologiques des organes dentaires.

CHAPITRE XV.

LES JOUES.

Les joues ont été considérées par les physionomistes comme le fond sur lequel reposent les organes sensitifs de la face. L'expression des joues existe dans leur couleur naturelle ou accidentelle, dans leur rondeur ou leur dépression, et dans les sillons ou rides qui les creusent.

De belles joues ne sont ni plates ni rebondies, ni grasses ni maigres; leurs lignes latérales doivent marcher symétriquement et sans interruption pour former les gracieux contours de l'ovale du visage. La peau qui recouvre les joues exige une grande pureté, une grande délicatesse de tissu et de couleurs; car la moindre tache, le plus petit bouton en ternit la fraîcheur; trop de rougeur ou de pâleur lui est également nuisible. La fossette qui, au moment de rire, creuse la joue de certaines figures, peut avoir un charme particulier, mais, en principe, la beauté les exclue.

Physiognomonie. — Les joues pleines et rondes sont propres à l'enfance. — Une face joufflue annonce un caractère gai, jovial, sans soucis, un naturel enclin aux plaisirs de la bonne chair. — La face creuse, décharnée, annonce une humeur triste et soucieuse, des souffrances physiques ou morales. — Les joues plates dénotent peu d'esprit naturel et beaucoup d'indifférence. — Les chagrins sillonnent les joues ; l'expérience et la finesse d'esprit les entrecoupent de lignes doucement ondulées. — Les enfoncements triangulaires des joues décèlent l'envie et la jalousie. — Les caractères riants ont les joues saillantes et les commissures de la bouche relevées. — Les joues qui remontent légèrement vers la pommette sont l'indice d'un cœur sensible et généreux.

Hygiène. — Les joues peuvent pécher par les excès contraires, c'est-à-dire par la grosseur et la maigreur. Trop rebondies, elles rendent le visage joufflu ; trop maigres, elles l'aplatissent ou le creusent, ce qui est encore plus désagréable. — Lorsque la grosseur des joues dépend de l'embonpoint général, l'indication est de diminuer par le régime (1) ; s'il dépend d'un engorgement des sucs blancs, comme cela arrive chez les personnes lymphatiques, c'est au régime excitant qu'il faut recourir. — Lorsque l'affaissement

(1) Voyez *Hygiène et perfectionnement de la beauté*, où se trouve le régime propre à dégraisser.

des joues dépend de la maigreur générale, un bon régime alimentaire est le seul remède efficace. A mesure que l'embonpoint du corps renaît, les joues se soulèvent et leurs creux se remplissent. On préconise comme un puissant auxiliaire du régime engraissant les ventouses sèches appliquées, plusieurs fois par jour, sur chaque joue ; l'afflux du sang que cette petite opération détermine imprime une plus grande activité à la nutrition de ces organes.— Relativement à la couleur, on remarque assez souvent des visages qui ont une joue plus pâle que l'autre ; le seul moyen rationnel de mettre en harmonie les deux joues est d'exercer de fréquentes frictions, avec une liqueur excitante, sur la joue pâle, afin de développer dans son tissu une circulation plus riche. Les ventouses sèches, appliquées de temps en temps, attirent ainsi le sang à la partie, et finissent par donner à la joue la couleur désirée.

Les joues fermes, arrondies, qu'un doux sourire relève légèrement vers les pommettes, non-seulement rendent le visage attrayant, mais elles sont encore l'indice d'une âme sensible et généreuse.

CHAPITRE XVI.

LES OREILLES.

Il est très-rare de rencontrer des oreilles parfaitement conformées, et cependant le concours de ces organes est indispensable à l'ensemble harmonieux des traits du visage. Ce vice est probablement dû aux coiffures modernes qui gênent, compriment, aplatissent et déforment le pavillon de l'oreille; et beaucoup de femmes ont raison de cacher leurs oreilles sous leurs bandeaux, car il s'en trouve de bien affreuses.

Une oreille, pour être belle, ne doit être attachée ni trop haut ni trop bas, ces deux défauts nuisent essentiellement à la pureté de l'ovale. Elles ne doivent être ni trop grandes ni trop petites, ni trop étroites ni trop rondes, ni trop charnues ni trop maigres, ni aplaties ni détachées, ni rouges ni décolorées. Le pavillon doit offrir une bordure uniforme, car les oreilles plates et sans bordure font mal à voir. Les rainures, éminences, bords et bourrelets doivent être bien sculptés et proportionnés; le lobule arrondi et détaché de la joue est indispensable à la beauté de l'oreille.

Physiognomonie. — Les petites oreilles bien conformées annoncent de l'esprit et de la vivacité. Le lobule bien dégagé fait pressentir un bon caractère. — Une oreille large et unie annonce un esprit faible. — Une oreille plate, allongée, dénote l'amour-propre et la sottise. — Une oreille courte, épaisse et mal tournée, est d'un mauvais augure. — L'oreille rouge, épaisse et chaude, trahit un tempérament avide de plaisirs vénériens. — Les larges oreilles rapprochées des os du crâne, dont le lobule s'avance en pointe, sont chez les jeunes sujets le signe certain d'un embonpoint, d'une corpulence prochaine.

Hygiène. — Les oreilles mal faites, grosses, longues, plates, etc., déparent singulièrement une jolie figure; on doit chercher à remédier, autant que possible, à leur conformation et direction vicieuses.

Lorsque le pavillon de l'oreille est aplati et comme collé sur les os de la tête, on peut corriger ce vice en faisant passer derrière l'oreille une grosse mèche ou une natte de cheveux, de façon à détacher son pavillon et à le ramener en avant; pendant la nuit on remplace la mèche de cheveux par un petit tampon de linge fin. Mais, pour arriver à un résultat satisfaisant, il faut ne point se lasser et continuer ce moyen pendant très-longtemps, car ce n'est qu'après des années que le pavillon, entièrement détaché, a perdu sa direction vicieuse.

Dans le cas où le pavillon est renversé en avant, il faut user du moyen contraire, c'est-à-dire le redresser, le fixer contre la tête avec les bandeaux, les tresses de cheveux ou des rubans, et continuer ainsi jusqu'à ce qu'on ait obtenu son redressement complet.

Si le lobule de l'oreille avait une dimension trop grande, ce qui est disgracieux, il n'y a pas d'autre moyen que de le retrancher avec des ciseaux bien affilés. Plusieurs chirurgiens font cette opération en traçant d'abord avec de l'encre la forme qu'ils veulent donner au lobule, puis, d'un seul coup de ciseaux ils emportent la portion exubérante. Cette petite opération, qui effrayera beaucoup de personnes, n'est presque point douloureuse.

Le manque de lobule peut se corriger par des tiraillements répétés, et surtout par un pendant d'oreille assez lourd pour entraîner le lobule en bas.

Si l'orifice du conduit auditif se trouvait rétréci ou bouché par le renversement des éminences appelées *tragus* et *anti-tragus*, il faudrait recourir à un corps dilatant, l'éponge préparée, par exemple, pour agrandir l'une et repousser l'autre; mais, ce moyen étant très-long, il est préférable de pratiquer l'excision de ces éminences, opération qui n'a rien de douloureux et se guérit très-promptement.

Les soins hygiéniques à donner aux oreilles sont

une propreté de tous les jours, afin de ne pas donner le temps au *cérumen*, ou humeur jaunâtre que sécrète la membrane du conduit auditif, de s'accumuler et de se durcir. Non-seulement le cérumen épaissi offre quelque chose de dégoûtant et annonce une personne malpropre, mais il peut encore obstruer l'oreille interne et amener la surdité. On nettoie l'oreille avec un petit instrument en ivoire ou en écaille (cure-oreille) en ayant soin surtout d'opérer le plus délicatement possible afin de ne causer aucune irritation à la membrane. Si le cérumen était durci et profondément situé, on devrait pratiquer des injections avec l'eau de guimauve ou le lait tiède. On conseille aux personnes qui ont l'ouïe délicate et impressionnable de placer un bourdonnet de coton dans le conduit auriculaire avant de s'exposer aux explosions de pièces d'artifices, aux détonations d'artillerie ou à tout autre bruit violent; la même précaution doit être prise par les nageurs qui s'exercent à plonger. S'il arrivait, par hasard, qu'un insecte s'introduisît dans l'oreille, il conviendrait de pratiquer immédiatement une injection avec de l'huile d'amandes ou d'olives fraîche, pour le faire sortir ou lui donner la mort.

Chez l'homme, le tragus, l'anti-tragus et le lobule de l'oreille se couvrent assez souvent de touffes de poils qui acquièrent une longueur incommode. La vue de ces poils inspire du dégoût à beaucoup de personnes. On s'en débarrasse en les arrachant un à un. Si leur avulsion était trop douloureuse, il conviendrait de les faire tomber avec la poudre dépilatoire, indiquée au Formulaire de cet ouvrage. Enfin, si l'on répugnait à ces moyens, il faudrait les couper avec des ciseaux chaque fois qu'ils ont repoussé. L'arrachement de ces poils, opéré avec précaution, n'offre aucun danger. Les boucles ou pendants d'oreilles ne sont point indispensables à l'ornement du visage : c'est une mode qui vient des peuples barbares. Une oreille percée d'un trou est moins belle que l'oreille dans son intégrité naturelle, et les sculpteurs ne se sont jamais avisés de placer des pendants d'oreilles à leurs Vénus.

Nous recommanderons aux personnes qui aiment ces ornements de les choisir parmi les plus petits, les plus légers, afin que le lobule de l'oreille n'en soit nullement offensé.

CHAPITRE XVII.

MENTON.

Le menton est le point où viennent se réunir les deux lignes opposées de l'ovale du visage. La forme, toujours déterminée par celle de l'os de la mâchoire inférieure, diffère selon les races et les peuples : elle est carrée chez les nations du Nord, arrondie ou allongée chez celles du Midi.

Physiognomonie. — Les mentons charnus, à double étage, sont presque toujours la marque ou l'effet de la sensualité. — La forme angulaire du menton indique la fermeté, la bienveillance. La forme plate ou rentrée est un indice de froideur et d'égoïsme. Les mentons ronds, creusés d'une fossette, sont regardés comme le signe certain de la gaieté, de la bonté. La finesse du menton dénote la finesse de l'esprit : sa grosseur, son avancement et sa largeur donnent l'idée contraire : de là l'épithète de *ganache* attaché aux individus qui ont de larges et gros mentons.

Hygiène. — Les différences, en longueur, des lignes du menton, sont une des causes de la variation de l'angle facial chez les individus. L'accumulation de la graisse sous la mâchoire inférieure produit la difformité connue sous le nom de *double* et *triple menton*.

Lorsque l'os maxillaire inférieur rentre outre mesure, ce qui arrive dans le cas de développement incomplet de son arcade, il en résulte une difformité que l'homme peut dissimuler sous une barbe épaisse et longue.

La difformité produite par l'avancement de la mâchoire inférieure, nommée *menton de galoche*, peut être combattue par le *plan incliné*, petit appareil qui consiste à forcer les dents de la mâchoire inférieure à passer derrière celles de la mâchoire supérieure. Ce traitement est entièrement du ressort du chirurgien-dentiste, auquel nous renvoyons.

COU.

Cette partie du corps a sa beauté, ses attraits, de même que les autres, quoiqu'elle soit dépourvue de toute expression active. Véritable pivot sur lequel la tête roule presque en tous sens, le cou doit être de moyenne longueur : trop allongé, il isolerait la tête des épaules ; trop court, il confondrait les deux régions et apporterait de la gêne dans les divers mouvements de la tête ; gros ou mince, il jurerait avec le reste du corps.

Selon les belles proportions grecques, le cou doit avoir deux longueurs de nez et offrir une grosseur en rapport avec sa longueur. Mince à sa partie supérieure, plus large à l'inférieure, arrondi et bien dégagé des épaules, exempt de fortes dépressions musculaires et tendineuses, le cou doit supporter la tête dans une situation verticale, sans aucune roideur.

Physiognomonie. — Le cou gros, large et court est un indice de force physique et d'appétits grossiers. — Le cou long, mince, étroit annonce un esprit soupçonneux, mou, sans consistance et facile à décourager.

Le cou court se rencontre chez les individus robustes ; le cou long, chez les personnes délicates. — Les premiers sont sujets aux apoplexies ; les secondes aux maladies de poitrine, à la phthisie.

Hygiène.— Très-compliquée dans son anatomie, la région cervicale est sujette à une foule d'imperfections et de vices, dont nous ne relaterons que sommairement les principales. Ainsi, les piqûres, brûlures, blessures diverses, engorgements glanduleux, abcès, boutons, dartres et autres affections de la peau, altèrent plus ou moins la beauté du cou et doivent être traités avec le plus grand soin pour ne laisser aucune tache, aucune cicatrice hideuse.

La roideur du cou (*torticolis*) et l'affection goitreuse peuvent être guéries ou du moins notablement modifiées. — Les cous trop minces ou trop gros, dépendants d'un excès d'embonpoint ou de maigreur, peuvent aussi être diminués ou augmentés. — Les attitudes vicieuses du cou sont également susceptibles d'être réprimées. (Voyez, pour les moyens, l'*Hygiène et Perfectionnement de la beauté humaine.*)

PROCÉDÉS POUR EFFACER LES RIDES.

Les tics ou habitudes vicieuses, les contractions fréquentes des muscles de la face, provoqués soit par une vive lumière, soit par une gaieté ou des chagrins continuels, finissent par creuser des plis anormaux, des sillons dans la peau du visage, qui en altèrent l'expression et la beauté. Lorsque, sous ces influences, les rides se sont développées chez des personnes encore jeunes, on arrive, avec un peu de constance, à les effacer par le moyen suivant :

On taille de petites bandes de taffetas gommé, bien agglutinatif; puis on pince la ride avec le pouce et le doigt indicateur, de manière à ce que le sillon soit effacé, et avec l'autre main on applique la bandelette en travers de la ride. Il faut laisser quelques instants les doigts appuyés sur les deux bouts de la bandelette afin de bien les coller sur la peau. Cette application, qui doit se faire avant de se coucher, a pour but d'effacer le sillon creusé dans la peau et de le maintenir ainsi pendant le sommeil.

Si, par ce procédé, on ne pouvait arriver à se rendre maître de la ride, on réussirait probablement avec cet autre :

Deux mouches de taffetas agglutinatif étant coupées, on place un fil de soie sur le côté gommé d'une mouche que l'on colle sur le côté non gommé de l'autre mouche, de façon à n'en former qu'une seule. On prépare de la même manière deux autres mouches en une seule. Lorsque le collage est sec, on applique de chaque côté de la ride les deux mouches opposées l'une à l'autre ; puis, quand elles adhèrent fortement à la peau, on tire modérément chaque fil en sens contraire. La peau suit ces légères tractions; et lorsque le sillon ou ride est effacé par le rapprochement des deux mouches, on noue solidement les deux fils. Ce petit appareil, ainsi maintenu pendant plusieurs nuits de suite, finit ordinairement par effacer les sillons de la peau.

Lorsque les rides se trouvent creusées dans le milieu des joues, on peut aussi les effacer en laissant à demeure, entre la face interne de la joue et la convexité de l'arcade dentaire, un corps rond, tel qu'une petite boule de buis, de racine de citronnier ou autre bois dur.

Les frictions sèches, combinées aux lotions aromatiques, peuvent, dans certains cas, ramener la souplesse et l'élasticité de la peau. On doit proscrire l'emploi des liquides astringents, des pommades styptiques ; car, après leur action toujours éphémère, la peau retombe dans un relâchement plus complet qu'auparavant.

CHAPITRE XVIII.

DE LA COSMÉTIQUE.

Du grec κοσμεῖν, embellir.

Nous définirons la cosmétique, l'art de cultiver, de développer et de conserver la beauté du corps, et dans un sens plus étendu, l'art de combattre les défauts, de cacher les imperfections naturelles ou acquises, en un mot, de couvrir la laideur d'un masque attrayant. Ses moyens, sagement dirigés, assouplissent la peau, raffermissent les chairs, régularisent les traits, font ressortir les lignes, arrondissent les contours et ornent la forme humaine de ces délicieux attraits que l'antiquité divinisa dans la charmante figure de *Vénus*.

L'origine de cet art se perd dans la nuit des temps; car les femmes et les hommes de tous les siècles et de tous les pays ont regardé la beauté comme un présent du ciel, comme un doux reflet de la perfection divine. L'expérience apprit de bonne heure aux femmes que la beauté était une arme puissante pour vaincre et asservir les hommes, et que leur règne s'évanouissait, hélas! avec elle. Aussi firent-elles d'incessants efforts pour obtenir de la science et de l'art ce précieux talisman, et leurs efforts furent couronnés de succès ; car, s'il faut en croire les récits de l'antiquité, les enfants d'Esculape se mirent à sa recherche et furent assez heureux pour le trouver. La cosmétique de ces lointaines époques possédait de merveilleux secrets : blanchir les peaux brunes, rendre la fraîcheur aux teints fanés et leur délicieuse rondeur aux seins flétris, embellir les traits du visage, arrondir les contours des membres, donner à la créature humaine cette suavité de formes que nous admirons dans les marbres antiques, tout cela était, dit-on, chose facile!... Mais n'y a-t-il point d'exagération dans ces récits? L'antiquité était éminemment poétique, et l'on sait que la poésie amplifie, brode les sujets les plus simples et se plaît à embellir les plus laids; on sait encore que l'antiquité voyait fréquemment ses dieux descendre sur la terre pour y chercher de douces distractions. Les Olympiens ne croyaient pas déroger à leur nature divine en aimant les créatures humaines, et les plus chastes déesses partageaient facilement l'amour des simples mortels. Or, quand on nous représente Vénus donnant une eau cosmétique à Adonis et à Phaon, deux jeunes Grecs qui, après s'en être frottés, devinrent les plus beaux des hommes; quand on a lu la description des merveilleux effets de la fontaine de Jouvence, il serait irrationnel de s'en tenir à la lettre, mais on peut admettre qu'il existe un rayon de vérité caché sous le voile de ces récits mythologiques.

Des fragments d'ouvrages considérables d'auteurs estimés, tels que Criton, Théophraste, Dioscoride, Musa, Ovide, Galien, etc., nous apprennent que l'art d'embellir le corps était cultivé par beaucoup de philosophes, et que les médecins les plus distingués ne dédaignaient pas de le pratiquer. Médée, Criton, chez les Grecs, et Musa, chez les Romains, se rendirent célèbres par leurs ouvrages sur la cosmétique. Le célèbre Galien ne jugea point au-dessous de lui de s'en occuper. Cléopâtre, cette belle et somptueuse reine d'Égypte, fit un traité de toutes les substances qu'elle employait pour relever ses attraits; et le poëte Ovide nous a laissé, dans sa *Médecine du visage*, toutes les drogues usitées de son temps par les dames romaines.

De tous ces récits, plus ou moins exagérés, on est en droit de conclure que l'art de la cosmétique dut être, chez les anciens, l'objet de longues recherches et de découvertes importantes. Le culte que l'antiquité rendait à la beauté physique, l'admiration et les nombreux hommages dont les perfections de la forme humaine étaient l'objet, autorisent à croire que les études, pour conserver ou procurer cette beauté, durent être aussi variées que profondes. Alors, l'art de la cosmétique, cultivé par les disciples d'Esculape, se rattachait, d'un côté à l'*hygiène*, qui conserve la santé, et de l'autre à la *matière médicale*, qui combat les diverses affections nuisibles à la beauté. De nos jours, si la cosmétique est restée en arrière des autres branches de l'art, on doit l'attribuer à deux causes : la première est l'indifférence des savants, qui regardent comme au-dessous d'eux des travaux exploités par l'industrie et le charlatanisme ; la seconde se trouve dans l'ignorance, en chimie médicale, des inventeurs et préparateurs de secrets de toilette. Sans nul doute, si la cosmétique eût été l'objet d'études sérieuses, elle aurait progressé comme ses sœurs, la matière médicale et l'orthopédie, et serait arrivée à des résultats positifs.

A notre époque, où les diverses branches de la science tendent à se localiser, c'est-à-dire au moment où chaque savant s'empare d'une branche pour l'étudier plus complétement et la perfectionner, il est vivement à désirer que la cosmétique trouve ses hommes spéciaux. Puisqu'il y a aujourd'hui des médecins oculistes, dentistes, orthopédistes, accoucheurs, etc., pourquoi n'y aurait-il pas des médecins cosmétistes? Puisque chaque praticien s'empare d'une spécialité, que l'un traite exclusivement les maladies de poitrine, l'autre les maladies du ventre, celui-ci les maladies de la peau, celui-là les vices de la charpente osseuse, pourquoi n'y aurait-il pas des praticiens qui se consacreraient exclusivement à traiter la difformité des

13.

traits, les imperfections de forme, de couleur ; à corriger les mouvements et les gestes vicieux ; en un mot, à combattre la laideur, pour la remplacer par les grâces et la beauté ? Oh ! ce serait une belle mission que celle-là; et les savants qui consacreraient leurs veillées et leurs talents à modeler, à embellir leurs semblables, n'auraient, bien certainement, rien à désirer sous le rapport de la fortune et de la gloire. Espérons que le jour n'est pas éloigné où la cosmétique, de même que la médecine, aura ses praticiens et son formulaire.

Le nom de cosmétique, arbitrairement réservé, par l'industrie, à quelques secrets de toilette, doit s'appliquer à toutes les préparations propres à entretenir la beauté du corps, surtout celle du visage, et à la préserver des ravages du temps, ce destructeur impitoyable, qui, chaque jour, en emporte un lambeau.

Les bons cosmétiques ne devraient pas être seulement recherchés des femmes affligées de quelques imperfections cutanées, ils devraient l'être de tout le monde, afin d'entretenir, le plus longtemps possible, la fraîcheur, la souplesse de la peau et de conserver les attraits d'une jeunesse qui ne s'enfuit, hélas ! que trop promptement.

Mais, qu'on y prenne bien garde, une foule de charlatans spéculent sur cet irrésistible désir des femmes à paraître jeunes et belles ; ils vendent très-chèrement des compositions décorées d'une séduisante étiquette à laquelle se laisse prendre la crédulité féminine :

Lait de Vénus. — Crème de Diane. — Fard d'Aspasie. —Huile parfumée de Laïs.—Eau de Ninon contre les rides.—Essence des Bayadères.—Pommade des Sultanes.—Rosée du ciel.—Trésor de la bouche.—Régénérateur des cheveux, etc., etc., et mille autres composés secrets qui doivent effacer les rides, blanchir la peau, lui donner cette fraîcheur, ce brillant coloris, apanage de la santé; qui doivent s'opposer à la chute des cheveux ou les faire repousser en quelques jours; qui possèdent l'inappréciable vertu de rendre jolies les femmes laides et de rajeunir les vieilles!!!

Malheureusement pour les personnes confiantes et crédules, ces cosmétiques secrets produisent presque toujours l'effet contraire à celui qu'on en attendait, et de dupe on devient victime; car la plupart de ces trésors de beauté sont composés de substances nuisibles, telles que le plomb, le bismuth, le mercure, l'arsenic, la chaux, la potasse, le nitrate d'argent, les acides nitrique, sulfurique, etc.

Les préparations dans lesquelles entrent ces diverses substances sont le plus souvent dangereuses: elles arrêtent très-souvent les sécrétions cutanées, répercutent les humeurs que la nature cherche à éliminer par les pores de la peau, et occasionnent des désordres, des maladies quelquefois très-difficiles à combattre. La médecine les signale comme donnant lieu à des actions les plus graves et parfois à des empoisonnements. Les victimes de ces dangereux cosmétiques s'aperçoivent, trop tard, que, loin de reprendre sa fraîcheur, leur peau devient sèche et plombée ; les rides, qui avaient semblé s'effacer un moment, reparaissent plus profondes, plus hideuses ; les yeux s'éraillent, les lèvres se fanent, la peau se recouvre d'une teinte livide, les dents se gâtent et l'haleine s'empoisonne au contact d'une carie fétide.... C'est dans les grandes capitales, ces grands centres de charlatanisme et de coquetterie, que l'on peut observer les funestes effets des cosmétiques dont nous parlons ; car il n'est pas rare d'y voir des Aspasies ridées avant l'âge, des Laïs aux paupières rouges et boursouflées, des Phrynés à moitié chauves et des Ninons édentées.

Le médecin Bacher, qui a si énergiquement tonné contre les cosmétiques à base métallique, cite des exemples effrayants de maladies survenues à la suite de leur emploi : tremblements convulsifs, palpitations, syncopes, dartres incurables, salivation abondante, perte des dents, ulcération des gencives et carie des mâchoires, haleine d'une fétidité repoussante, hydropisies, jaunisses, etc., etc. ; enfin, altération profonde de l'organisme entier, empoisonnement et mort cruelle ! Ce médecin rapporte l'observation d'une grande dame qui se recouvrait le visage, les bras et la poitrine d'un cosmétique au blanc de céruse et qui, sur cette couche de blanc, faisait peindre le trajet des veinules, pour mieux tromper les yeux. Cette malheureuse victime de l'ignorance et de la coquetterie éprouva, d'abord, une salivation fétide, perdit ensuite presque toutes ses dents, et mourut d'une hydropisie avec engorgement général des viscères abdominaux.

Aujourd'hui, peut-être plus encore que du temps de Bacher, plusieurs substances *toxiques* (poisons) ont passé de l'officine du pharmacien dans le laboratoire du parfumeur, et se trouvent mélangées à certains produits de la parfumerie. Ainsi, la plupart des pommades contre la chute et pour la régénération des cheveux contiennent des cantharides en doses assez fortes.— Certains cold-cream, pour embellir la peau et la débarrasser de boutons, de rougeurs, de farines, etc., cachent du *bichlorure de mercure* ou de l'*arséniate de potasse*.— La plupart des eaux, lotions, liqueurs, contre les éphélides, taches de rousseur, couperoses, etc., tiennent en dissolution soit du *cyanure de potassium*, soit du *sublimé corrosif*, deux poisons terribles ! Ces dangereuses substances, qui ne sauraient être ordonnées que par le médecin et maniées par le pharmacien, peuvent donner lieu aux accidents les plus graves. Les femmes ne sauraient trop se tenir en garde contre les amorces de l'annonce industrielle, et devraient plus souvent consulter leur docteur.

Mais, hâtons-nous de le dire, notre réprobation ne frappe point tous les cosmétiques ; l'hygiène, au contraire, donne des formules très-favorables à la beauté :

c'est à elles seules que les personnes prudentes doivent avoir recours.

La seule cosmétique rationnellement vraie est celle qui est basée sur les connaissances physiologiques de la peau. Toute cosmétique ne reposant point sur ces bases doit être rejetée comme infidèle ou dangereuse.

Nous avons dit que les peaux, en général, pouvaient être distinguées en deux grandes catégories : — les *peaux grasses* et les *peaux sèches;* or les substances favorables aux unes ne sauraient convenir aux autres. Cela se comprend, et n'a pas besoin de démonstration.

La cosmétique éclairée par la physiologie de l'organe cutané se divise en trois classes :

Première classe. — Elle embrasse toutes les eaux, liqueurs, huiles, graisses, pâtes, poudres et autres substances simples, c'est-à-dire qui n'ont point encore subi de mélange, de préparation. Ainsi, l'eau de rivière ou de fontaine à diverses températures, froide, tiède, chaude, soit naturelle, soit additionnée de matières gélatineuses, émollientes, aromatiques, etc...; les sucs de melon, de concombres, de l'orge encore vert; les pleurs de la vigne et de divers végétaux ; les poudres, les pâtes d'amandes, surtout la *pâte callidermique;* les bains de son, de lait; les infusions et décoctions de plantes mucilagineuses; les eaux distillées de roses, de plantain, de fleurs de fèves, d'oranger, etc.; le *lait d'Hébé*, la *crème-neige*, etc., etc., sont les seuls cosmétiques qui conviennent aux personnes dont la peau est parfaitement saine. Mais lorsque la peau a perdu son éclat, sa fraîcheur, sa souplesse, soit par l'action du chaud ou du froid, soit par suite de maladie interne ou externe, les cosmétiques de la première classe le plus souvent sont insuffisants; il devient alors nécessaire d'en demander à la classe suivante.

Deuxième classe. — Elle comprend : 1° les cosmétiques de la première classe qui ont subi une préparation, un mélange, une combinaison entre eux ou avec d'autres substances, comme les eaux, les liqueurs composées, les émulsions aromatiques, etc.; 2° les macérations, infusions décoctions, incorporations, distillations de plusieurs substances réunies ayant une action plus ou moins énergique sur la peau ; les eaux, liqueurs et pommades dans lesquelles se trouvent mélangés, dissous ou incorporés des sels, des résines, des extraits, des principes ou autres substances ayant des propriétés excitantes, toniques, astringentes, détersives, etc., etc.

Ces cosmétiques sont particulièrement employés par les personnes qui sont dans leur seconde jeunesse et par les personnes lymphatiques, afin de tonifier, de resserrer, de vitaliser plusieurs organes qui perdent leur première fraîcheur. Mais qu'elles y prennent garde! si leur usage modéré est utile, favorable, leur abus est toujours nuisible. Au resserrement, à la tonicité éphémère, succède bientôt le relâchement, la flaccidité ; car la plupart des préparations dans lesquelles il entre des sels métalliques et surtout des acides dessèchent la peau, attaquent ses fonctions sécrétoire et excrétoire, la tannent, la durcissent, et lui donnent en peu de temps la teinte jaunâtre de la vieillesse. Les personnes qui tiennent à conserver la fraîcheur de leur peau doivent proscrire ces cosmétiques de leur toilette.

Troisième classe. — Les cosmétiques de la troisième classe appartiennent à la matière médicale, et leur préparation est du ressort de la pharmacie. Ce sont généralement des sels, des substances dangereuses qui, à la vérité, possèdent des vertus curatives, mais dont l'emploi demande toute l'expérience et toute la prudence du médecin. Or les cosmétiques de cette classe, parmi lesquels on distingue les préparations arsénicales, mercurielles, cuivriques, hydrocyaniques, nitriques, potassiques, antimoniales, plombiques, etc., etc., rentrent naturellement dans la classe des médicaments, et ne sauraient figurer dans notre ouvrage, spécialement écrit pour les gens du monde.

Conclusion. — Qui connaît bien les rouages et le mécanisme d'une machine est apte à la diriger, dit un axiome. De même, pour se rendre compte du mode d'action des cosmétiques sur la peau et pour en faire un usage convenable, il est indispensable de connaître les parties constituantes, l'admirable structure et les fonctions de cette membrane. Nous engageons donc nos lecteurs à relire de nouveau le chapitre qui traite de l'anatomie et de la physiologie de la peau ; cette lecture ne peut que les éclairer sur la cosmétique rationnelle, hygiénique, et les tenir en garde contre les secrets de bonnes femmes ou les séductions du charlatanisme.

CHAPITRE XIX.

FORMULAIRE HYGIÉNIQUE ET COSMÉTIQUE.

CHOIX DE FORMULES ANCIENNES ET MODERNES RECONNUES, PAR L'EXPÉRIENCE, FAVORABLES A LA CONSERVATION DE LA BEAUTÉ DE LA PEAU ET PROPRES A COMBATTRE SES ALTÉRATIONS.

Lorsque la peau a été altérée soit par l'action d'un soleil ardent ou d'un froid glacial, soit par le contact de substances âcres et irritantes ; lorsque, par suite de ces fâcheuses atteintes, elle a été jaunie, hâlée, brûlée, rougie, gercée ou ridée, il devient indispensable de faire usage de bons cosmétiques pour la ramener à son état de fraîcheur primitif. Sans doute, la nature seule finirait par se débarrasser peu à peu de l'épiderme bruni, des ardeurs, boutons, taches accidentelles qui en ternissent la pureté ; mais ce travail d'élimination serait beaucoup trop long pour la beauté impatiente. L'art est donc venu au secours de la nature, et conseille, en pareil cas, une foule de préparations, dont nous n'indiquerons que les plus efficaces.

N° 1.

EAU COSMÉTIQUE ÉMULSIVE CONTRE LE HALE.

Amandes fraîches. . . . 32 grammes.

Pilez dans un mortier de marbre en versant successivement :

Eau de rose. . . . . 250 grammes.
Eau de fleur d'oranger. . . 250 —

Lorsque l'émulsion sera faite, ajoutez :

Teinture de benjoin. . . . . 8 grammes.
Borax pulvérisé. . . . . 4 —

Cette eau n'enlève point le hâle comme l'annonce son titre, mais elle adoucit et rafraîchit la peau.

N° 2.

EAU DE RIZ VIRGINALE.

Riz mondé. . . . . 64 grammes.
Eau de rivière. . . . . . 500 —

Faites bouillir jusqu'à diminution d'un tiers ; passez à travers une étamine et ajoutez :

Suc de cresson. . . . . . 32 grammes.
Teinture virginale. . . . . . 10 gouttes.

Cette eau passe pour bien déterger la peau et pour la purger des rougeurs et boutons.

Nos 3 et 4.

LOTION ET POUDRE CALLIDERMIQUES

POUR ENLEVER LE HALE, RAFRAICHIR LE TEINT ET PURGER LA PEAU DE TOUTE ÉRUPTION FARINEUSE.

La lotion callidermique a une action positive sur la peau ; elle obtient les résultats qu'indique son titre. Voyez, à la fin de cet ouvrage, le catalogue des produits de la PARFUMERIE NOUVELLE.

No 5.

EAU COSMÉTIQUE ADOUCISSANTE.

Racines de guimauve. . . .	64 grammes.
Mie de pain blanc.	32 —
Eau.	1 litre.

Faites bouillir jusqu'à réduction d'un tiers, passez à travers un blanchet et ajoutez :

Jaune d'œuf.	32 grammes.
Crème fraîche.	4 —

Fouettez le tout pendant cinq minutes et aromatisez avec quelques gouttes de baume de Tolu.

Cette eau se prépare le jour même qu'on veut s'en servir. Elle a la propriété d'humecter, d'assouplir les peaux sèches, et de rendre la fraîcheur aux visages fanés. On doit s'en laver trois ou quatre fois par jour ;

pour rendre l'effet plus complet, on trempe des linges fins dans cette eau, et on les applique sur le visage avant de se coucher.

N° 6.

EAU EMBAUMÉE.

Fraises écrasées.	1,000	grammes.
Framboises écrasées. . . .	500	—
Lait.	250	—
Benjoin.	4	—

Distillez au bain-marie.

Cette eau est un excellent cosmétique qui rafraîchit et parfume la peau.

N° 7.

EAU DE GOUDRON.

Goudron purifié.	300	grammes.
Eau.	1,000	—

Mettez le goudron dans un pot vernissé; versez l'eau, et remuez plusieurs fois par jour avec une spatule ou un petit bâton; continuez ainsi pendant huit jours. Au bout de ce temps, l'eau a acquis ses propriétés détersives. Quelques personnes y ajoutent le suc d'un citron.

L'eau de goudron est amie de la peau; elle la débarrasse parfaitement des irritations superficielles, lui donne du ton et de la fraîcheur.

N° 8.

HYDROLAT DE FÈVES

POUR ENLEVER LES ARDEURS DU TEINT ET RAFRAICHIR LA PEAU.

Fleur de fève	500	grammes.
Feuilles de rose.	100	—
Eau de fontaine.	1,000	—

Distillez au bain-marie jusqu'à ce que vous aurez obtenu un demi-litre de liquide, puis ajoutez au produit distillé le suc de deux citrons, et aromatisez avec essence de bergamote. — Versez ensuite dans une bouteille, que vous boucherez hermétiquement et conserverez pour l'usage. — On trempe des linges fins dans cet hydrolat, et, chaque soir, on les applique sur le visage. Au bout de sept à huit jours, les teints rouges ont considérablement pâli.

N° 9.

HYDROLAT DE MIEL.

Miel blanc.	500	grammes.
Benjoin.	2	—
Borax pulvérisé. . . .	4	—

Distillez au bain-marie : il passera dans le ballon

une eau limpide qu'on peut considérer comme la quintessence des fleurs que les abeilles ont aspirées pour composer leur miel. Cette eau rafraîchit la peau du visage et lui donne de l'éclat.

DES LAITS VIRGINAUX.

Les liqueurs vendues chez les parfumeurs sous le nom de *lait virginal* doivent être rejetées comme nuisibles à la peau et quelquefois dangereuses. Ces laits se composent généralement de vinaigre de plomb ou de résine de benjoin dissoute dans l'alcool. Or, les substances résineuses peuvent s'introduire dans les pores et boucher leurs conduits excréteurs; les sels de plomb dessèchent et tannent la peau. Le lait virginal, selon la formule suivante, est le seul dont toute personne jalouse de la fraîcheur de sa peau puisse faire usage.

N° 10.

Amandes douces.	32	grammes.
Amandes amères.	10	—
Eau de rose.	180	—

Faites selon l'art une émulsion, puis ajoutez :

Benzoate de soude.	1	gramme.

Mais la meilleure de toutes les préparations émulsives, la plus favorable à la peau est, sans contredit, l'*alcoolé benzoïque*, dénommé aussi *lait d'Hébé*. (Voyez au Catalogue des produits hygiéniques, à la fin de cet ouvrage.)

DES VINAIGRES DE TOILETTE.

Tous les vinaigres de toilette, sans excepter le fameux vinaigre de Bully, sont nuisibles à la beauté de la peau, et doivent être rejetés comme tels de la toilette des dames. Les vinaigres de toilette qui ont fait longtemps fortune, parce qu'on ne s'est pas donné la peine d'observer leurs effets sur l'organe cutané, sont tout simplement une solution alcoolique de résine avec addition d'acide acétique. Les médecins, physiologistes et hygiénistes sont d'accord sur ce point que les vinaigres et autres acides durcissent l'épiderme, le rendent luisant et le prédisposent aux gerçures. — Nos études expérimentales sur la peau nous ont clairement démontré que les seuls dermophiles étaient l'*alcoolé benzoïque* pour les peaux grasses et relâchées, la *crème-neige* pour les peaux maigres, la *lotion sulfureuse* ou la *lotion callidermique* pour les peaux affectées de farines, de rougeurs et d'éruptions superficielles.

N° 11.

PATE POUR LE TEINT.

Fleur de farine d'orge. . . .	160 grammes.
Miel blanc.	32 —
Blanc d'œuf.	2 —

Battez le tout ensemble de manière à former une espèce de miellat, que vous aromatiserez avec quelques grammes d'eau de fleur d'oranger. Appliquez, le soir, cette pâte sur le visage et ne l'enlevez que le lendemain avec de l'eau tiède. — Cette préparation est employée par les dames vénitiennes, qui, comme on le sait, ont le teint d'une fraîcheur remarquable.

On substitue avec avantage, à cette préparation, la *poudre callidermique*, avec laquelle on fait une pâte mielleuse qui s'étend parfaitement sur la peau, la rafraîchit et l'adoucit. (Voyez au Catalogue des produits.)

PATES POUR LES MAINS.

Il existe un assez grand nombre de pâtes pour les mains, qui ont toutes pour base la farine d'amandes, le miel, l'huile et le savon. La plupart de ces pâtes sont défectueuses, dans ce sens que, si elles nettoient la peau, c'est à la potasse ou à la soude qu'elles doivent leurs propriétés, mais elles ne l'adoucissent point; et si elles l'adoucissent, c'est qu'il y a excès d'huile, alors elles ne la nettoient point.

N° 12.

PATE D'AMANDES AU MIEL

POUR ADOUCIR LES MAINS.

Farine d'amandes amères. .	500	grammes.
Huile d'amandes douces. .	1,000	—
Miel.	1,000	—
Jaune d'œuf.	12	—

Faites fondre le miel à part, versez-y la farine d'amandes et pétrissez avec les jaunes d'œuf; ajoutez, en dernier, l'huile d'amandes et repétrissez encore, jusqu'à ce que vous ayez obtenu une pâte bien liée. Cette pâte adoucit les mains, mais est impuissante à les nettoyer.

N° 13.

PATE A LA FARINE DE MARRONS D'INDE.

Même formule que la précédente, avec substitution de la farine de marrons à celle d'amandes, et addition de cent vingt-cinq grammes de savon en remplacement des jaunes d'œuf.

N° 14.

PATE TRANSPARENTE.

Amidon en gelée.	150	grammes.
Huile de ricin.	200	—
Savon de potasse.	200	—
Alcool.	400	—

Cette pâte est défectueuse; et nous ne saurions la conseiller, parce que la grande proportion d'alcool qu'elle contient, pour rendre la matière transparente, est nuisible à la douceur de l'épiderme.

N° 15.

PATE DE FRAISES

POUR RAFRAICHIR LE TEINT ET PARFUMER LA PEAU.

Fraises fraîches.	125	grammes.
Gomme adragante.	5	—
Poudre de violette.	5	—

Écrasez les fraises, mélangez et délayez le tout dans suffisante quantité d'eau de rose, de manière à former une pâte demi-liquide que vous appliquerez sur le visage le soir en vous couchant. Le lendemain lavez-vous avec de l'eau tiède. Trois enduits de cette pâte, appliqués pendant trois jours de suite, enlèvent, dit-on, le hâle et les ardeurs de la peau.

N° 16.

PATE CALLIDERMIQUE

POUR NETTOYER, ADOUCIR ET EMBELLIR LA PEAU ; SUPÉRIEURE A TOUTES LES PATES DES PARFUMEURS.

Cette pâte, composée de substances onctueuses, balsamiques, gélatineuses et de saponine, réunit les trois vertus que doit avoir une bonne pâte de toilette : — 1° nettoyer parfaitement l'épiderme en le purgeant de toute impureté ; — 2° le polir et le blanchir ; — 3° lui faire acquérir ce velouté qui est à la peau ce que les parfums sont aux fleurs. (Voyez au Catalogue des produits.)

N° 17.

PATE DÉTERSIVE

NETTOYANT PARFAITEMENT LES **Tannes** OU POINTS NOIRS DU VISAGE.

Les vertus détersives et blanchissantes de cette pâte unique sont des plus remarquables. En effet, la *pâte détersive* nettoie admirablement la peau de toute tache ou impureté ; elle dissout les tannes et resserre les conduits sébacés qui leur donnent naissance ; elle polit l'épiderme et lui fait acquérir une blancheur qu'on chercherait vainement à lui donner avec toute autre préparation Cette pâte est une véritable conquête de l'art cosmétique. (Voyez au Catalogue.)

N° 18.

BLANC CALLIDERMIQUE

POUR EMBELLIR LA PEAU.

Tous les blancs de fard connus, n'importe le nom ou l'épithète dont la parfumerie les décore, se réduisent à deux : le blanc de fard (*carbonate de plomb*) et le blanc de perles (*sous-nitrate de bismuth*). Or ces sels métalliques sont les plus dangereux ennemis de la peau et peuvent causer, par leur absorption, de graves altérations de la santé. Sous leur action malfaisante, le visage se fane, revêt une teinte plombée et se couvre de *tannes* ou petits points noirs. De plus, ils revêtent une teinte noirâtre lorsqu'ils se trouvent en contact avec les émanations sulfureuses.

Le blanc callidermique, exempt de plomb, de bismuth, d'étain, de sulfate de baryte, etc., loin d'être nuisible à la peau, lui est des plus favorables, parce qu'il possède la vertu de la nettoyer et de l'assouplir, et d'être inaltérable. (Voyez au Catalogue.)

N° 19.

POUDRE CALLIDERMIQUE

POUR ADOUCIR ET BLANCHIR LA PEAU.

Cette poudre mucilagineuse, employée conjointement avec la *lotion callidermique*, est le moyen par excellence pour rafraîchir, adoucir et blanchir les peaux échauffées ou hâlées. (Voyez au Catalogue.)

N° 20.

POUDRE PHILODERMIQUE

POUR NETTOYER ET BLANCHIR LES MAINS.

Amandes mondées.	500	grammes.
Farine de riz.	125	—
Poudre d'iris de Florence. . .	50	—
Poudre de savon.	50	—

Mêlez et pulvérisez toutes ces substances, que vous aromatiserez avec une vingtaine de gouttes d'essence de votre choix.

On se sert de cette poudre comme de celle dite pâte d'amandes, à laquelle elle est infiniment supérieure.

N° 21.

COSMÉTIQUE DIT DES CIRCASSIENNES.

Fendez un citron en deux parties égales; enlevez la pulpe, et retournez chaque moitié comme on retourne un gant, de manière que la peau du citron soit en dedans ; mettez-le pendant une nuit en lieu frais. Le lendemain, battez un jaune d'œuf et versez-le dans chaque moitié de citron. L'huile essentielle du citron, se combinant avec le jaune d'œuf, fournit un cosmétique excellent, dit-on, pour nettoyer, adoucir la peau et blanchir les taches de rousseur.

N° 22.

MIELLAT CAMPHRÉ d'après J. FRANCK

POUR EFFACER LES TACHES DU VISAGE.

Camphre. . . 8 grammes.

Broyez dans un mortier avec quelques gouttes d'alcool ; ajoutez le suc d'un citron et quantité suffisante de miel. Rebattez le tout de manière à faire une pommade demi-liquide.

On commence par laver le visage avec le savon dermophile, et lorsqu'il est parfaitement nettoyé et essuyé, on applique sur la peau un enduit de ce miellat, qu'on y laisse sécher. On doit renouveler cette application plusieurs jours de suite. L'effet de cette préparation n'a point répondu à notre attente.

N° 23.

LOTION CONTRE LES TACHES DE ROUSSEUR.

Borate de soude.	2 décigrammes.
Eau de rose.	20 grammes.
Eau de fleur d'oranger. .	20 —

Faites selon l'art.

Cette formule, tirée de la pharmacie de Bouchardat, n'est nullement nuisible à la peau; mais elle reste complétement impuissante contre les taches de rousseur, qui sont indécolorables, ainsi que nous l'avons démontré dans cet ouvrage à l'article qui traite des taches pigmentaires. Un seul moyen existe pour détruire ces sortes de taches : c'est l'emploi de l'eau à laquelle nous avons donné le nom suivant :

N° 24.

EAU CHIMIQUE

CONTRE LE LENTIGO ET CONTRE LES TACHES PIGMENTAIRES.

Voyez au Catalogue des produits, qui termine cet ouvrage.

N° 25.

SOLUTION SULFURÉE POTASSIQUE AMMONIACALE

CONTRE LES DARTRES ET LES ÉPHÉLIDES.

Sulfure de potassium concentré.	30	grammes.
Sulfhydrate d'ammoniaque. . .	2	—

Touchez les dartres et les éphélides avec un petit pinceau trempé dans cette solution.

N° 26.

LOTION SULFUREUSE

CONTRE LES ÉPHÉLIDES ET DARTRES LÉGÈRES.

Cette lotion, indiquée au Catalogue, est beaucoup

plus efficace que la précédente; en dirigeant son application convenablement, on obtient toujours le succès désiré. (Voyez au Catalogue.)

DES POMMADES.

Les pommades sont, en général, le mélange d'une graisse, additionnée d'huile, avec des principes aromatiques ou des essences; quelquefois on y ajoute une ou plusieurs substances toniques, astringentes, etc.

La bonté d'une pommade dépend de la pureté, du bon choix des matières qui entrent dans sa composition et de la manière de la préparer. Les pommades chauffées, c'est-à-dire faites à la bassine, comme les font les parfumeurs, sont défectueuses et s'altèrent promptement. — Les pommades faites à froid et battues au mortier sont les meilleures et se conservent assez longtemps. (Voyez dans l'*Hygiène complète des cheveux*, troisième édition, de quelle manière doivent se préparer les graisses, la moelle de bœuf et les huiles, pour obtenir une excellente pommade.)

N° 27.

POMMADE TRIKOPHILE.

De toutes les pommades hygiéniques, la *triko-*

phile ou amie des cheveux est la plus douce, la plus agréable et celle qui préserve le mieux la chevelure contre les influences qui peuvent l'altérer. (Voyez au Catalogue.)

N° 28.

POMMADE FERRUGINEUSE.

Excellente pour tonifier le cuir chevelu, arrêter la chute et retarder le grisonnement. Cette pommade donne, en outre, aux cheveux le brillant et le soyeux qui sont les qualités distinctives des belles chevelures. (Voyez au Catalogue.)

POMMADES OU CÉRATS-CRÈME

POUR NOURRIR ET ADOUCIR LA PEAU.

Ces pommades se préparent avec le blanc de baleine et l'huile d'amandes douces. La parfumerie moderne les a décorées des noms de *crème des sultanes*, *cold-cream*, *serkis*, *crème froide*, etc. En réalité, c'est toujours la même pommade, diversement parfumée; voici sa composition la plus générale :

N° 29.

CÉRAT-CRÈME

CONNU SOUS LE NOM DE COLD-CREAM.

Huile d'amandes douces. . .	150	grammes.
Blanc de baleine.	32	—
Cire blanche.	16	—
Eau de rose.	30	—
Teinture de benjoin. . . .	1	—

Faites fondre au bain-marie la cire et le blanc de baleine. Coulez le mélange dans un mortier de marbre et laissez-le se figer. Triturez ensuite avec un pilon de bois jusqu'à ce qu'il n'y ait plus aucun grumeau; alors, versez, peu à peu, l'eau de rose et rebroyez jusqu'à parfaite incorporation de cette eau. Enfin, ajoutez la teinture de benjoin, et mélangez de nouveau. Ce cérat devient d'autant plus blanc, qu'il est plus broyé : pour être arrivé à son degré de perfection, il doit ressembler à de la crème.

Le cérat-crème jouit de propriétés adoucissantes : il calme les irritations de la peau, l'assouplit, lisse l'épiderme, et convient particulièrement aux peaux sèches.

Toutes les préparations connues sous le nom de *pommade des sultanes, crème des Circassiennes, serkis, rosée du printemps*, etc., sont composées des mêmes substances que celles du *cérat-crème*, et n'offrent de différence que dans l'emploi des parfums variés.

Les pommades et préparations qui contiennent des sels de plomb, de zinc, de tartre, de potasse, de soude, d'alumine, etc., ce qui n'est point rare dans les produits de la parfumerie, sont nuisibles à toute peau saine et doivent être sévèrement proscrites de la toilette.

N° 30.

POMMADE DE CONCOMBRES

RÉPUTÉE EXCELLENTE POUR ADOUCIR LA PEAU.

Axonge.	250	grammes.
Concombres.	500	—
Melons bien mûrs.	500	—
Suc de citron ou verjus. . .	125	—
Pommes de reinette. . . .	2	—
Lait non écrémé.	64	—

Mondez de leurs enveloppes et de leurs graines les melons et les concombres, que vous couperez par morceaux. Mettez le tout dans une cucurbite et faites chauffer pendant cinq heures au bain-marie. Passez ensuite la pommade à travers une étamine et laissez refroidir.

Plusieurs pharmaciens font liquéfier et passent une seconde fois cette pommade, pour bien la purifier, pour la rendre onctueuse et légère. Cela fait, on la coule dans des pots de porcelaine ou de faïence qu'on bouche hermétiquement, et que l'on conserve en lieu frais pour l'usage.

N° 31.

POMMADE ROSAT

CONTRE LES GERÇURES OU CREVASSES DES LÈVRES, MAINS ET MAMELONS DES SEINS.

Huile d'amandes douces. . .	64	grammes.
Cire blanche.	6	—
Blanc de baleine.	10	—
Racine d'orcanette (dans un nouet).	10	—

Faites chauffer au bain-marie jusqu'à ce que le tout soit fondu ; coulez ensuite dans un mortier ; agitez avec un pilon de bois et ajoutez :

Eau de rose.	10	grammes.
Sulfate de zinc.	5	—

Le sulfate de zinc doit être préalablement dissous dans de l'eau de roses.

Rebattez vivement le mélange jusqu'à parfaite incorporation de l'eau ; aromatisez avec quelques gouttes d'essence de roses, puis coulez dans des pots que vous conserverez pour l'usage.

On fait plusieurs fois par jour des onctions, avec cette pommade, sur les parties gercées qui ne tardent pas à se guérir.

N° 32.

POMMADE ET LOTION

CONTRE LA CHUTE DES CHEVEUX.

(Voyez au Catalogue.)

POMMADE A LA CRÈME DE CACAO

POUR NOURRIR, ASSOUPLIR LES PEAUX SÈCHES ET RÉPRIMER LES ARDEURS DU TEINT.

Blanc de baleine.	16	grammes.
Cire blanche.	8	—
Huile d'amandes douces. . . .	80	—
Beurre de cacao.	16	—

Faites fondre au bain-marie ou sur des cendres chaudes et coulez le mélange dans un mortier de marbre. Après refroidissement, agitez, avec un pilon, jusqu'à ce qu'il n'y ait aucun grumeau ; alors ajoutez :

Poudre de violette. . . 8 grammes.

Remuez de nouveau avec le pilon pour bien incorporer la décoction, puis aromatisez avec quelques grammes de teinture ambrée.

Ce cosmétique passe pour un des meilleurs pour adoucir la peau et réprimer les ardeurs du teint. Mais nous lui préférons la *crème-neige* que l'on peut substituer, avec avantage, à toutes les pommades pour le teint.

N° 33.

CRÈME-NEIGE

POUR CONSERVER LA FRAICHEUR DU TEINT, ASSOUPLIR LA PEAU ET LA PURGER DE TOUTE IRRITATION.

La *crème-neige* non-seulement nettoie, adoucit et rafraîchit la peau, mais par sa double vertu émolliente et détersive, elle enlève toutes les rougeurs du visage, prévient et dissipe les irritations, gerçures et boutons du nez, des lèvres, du front, etc. (Voyez au Catalogue.)

N° 34.

POMMADE ASTRINGENTE.

Axonge.	45	grammes.
Tannin.	4	—
Eau de roses.	8	—
Sulfate de zinc.	4	—

Employée comme tonique et contre le relâchement de certains organes.

N° 35.

POMMADE CONTRE LES ENGELURES.

Opium.	10 centigrammes.
Carbonate d'ammoniaque. . .	10 —
Sulfate de zinc.	20 grammes.
Baume de Tolu.	5 —
Camphre.	5 —
Cold-cream	40 —

N° 36.

TEINTURE AROMATIQUE

EXCELLENTE, EN FRICTIONS, POUR TONIFIER LA PEAU, DANS LES CAS D'ATONIE.

Cannelle fine concassée. . .	20 grammes.
Poivre long concassé. . .	10 —
Cardamome.	15 —
Poudre de quinquina. . .	5 —
Espèces aromatiques. . . .	60 —
Alcool à 22°.	500 —

Faites digérer pendant quinze jours; passez en comprimant, puis filtrez. — On conserve cette teinture dans une bouteille ou un flacon hermétiquement bouché.

N° 37.

TEINTURE BALSAMIQUE

POUR TONIFIER LES GENCIVES BLAFARDES.

Cachou.	32 grammes.
Myrrhe.	32 —
Baume du Pérou.	4 —
Alcool de cochléaria. . .	125 —

Réduisez en poudre ces substances et faites-les macérer pendant six jours dans l'alcool de cochléaria ; filtrez ensuite la liqueur.

Cette teinture est la meilleure dont on puisse se servir dans l'atonie et le relâchement des gencives. On l'emploie sous forme de gargarisme édulcoré avec le miel rosat, en versant dans un verre d'eau une ou deux cuillerées de cette teinture.

N° 38.

MIXTURE

CONTRE LES APHTHES DES GENCIVES.

La membrane muqueuse de la bouche et les gencives deviennent quelquefois le siége de petites ulcérations nommées *aphtes* qui, lorsqu'elles ne sont point le symptôme d'une maladie interne, se guérissent en les touchant avec un crayon de sulfate de cuivre ou avec la mixture suivante :

Suc de grande joubarbe.	32 grammes.		
Miel rosat.	32	—	
Sulfate d'alumine. . .	1	—	3 décigr.

On trempe un petit pinceau de poil de blaireau dans cette mixture pour en toucher les aphthes plusieurs fois par jour, et l'on accélère leur guérison par quelques gargarismes astringents.

N° 39.

POUDRE DENTIFRICE.

Poudre de charbon végétal porphyrisé.	32 grammes.	
Poudre impalpable de quinquina. . .	32	—
Carbonate de magnésie.	8	—

Mêlez exactement et aromatisez avec quelques gouttes d'essence de votre choix. — Cette poudre est, sans contredit, préférable à tous les dentifrices vantés par l'industrie, qui, la plupart, contiennent des acides ou des substances dures ; on sait que les acides ramollissent et détruisent l'émail des dents, les corps durs l'usent par le frottement.

La seule poudre supérieure à celle-ci, et sans égale, est la suivante :

N° 40.

POUDRE DENTIFRICE HYGIÉNIQUE

SANS ACIDES.

Blanchit l'émail sans l'altérer, préserve les dents du tartre et de la carie, déterge et assainit la bouche. (Voyez au Catalogue.)

Cette poudre, reconnue désormais supérieure aux dentifrices les plus en réputation, s'oppose à la formation du tartre dentaire et au déchaussement des dents; elle absorbe et annihile toute mauvaise odeur, assainit la bouche, conserve à l'émail sa blancheur, et doit être considérée comme le meilleur préservatif de la carie.

N° 41.

DOLORIFUGE.

ÉLIXIR ANTI-ODONTALGIQUE PAR EXCELLENCE.

On sait que le mal de dents est un mal affreux, intolérable, qui persiste, avec une égale violence, pendant des heures et souvent des journées entières. Parmi les remèdes préconisés contre ce mal, il en est quelques-uns, tels que le *paraguay-roux*, la *créosote*, etc., qui apaisent la douleur ; mais ils sont quelquefois infidèles, et ont l'inconvénient, par leur odeur ou saveur, d'être insupportables à beaucoup de personnes. Il était donc à désirer qu'on trouvât un anti-odontalgique qui fût exempt de cet inconvénient.

L'eau *dolorifuge* réunit toutes les conditions : elle attaque et déterge la carie dentaire, cautérise le nerf et anéantit presque subitement la douleur. La manière de l'employer est fort simple. (Voyez au Catalogue.)

N° 42.

EAU CONTRE LA MAUVAISE HALEINE.

Chlorite de chaux. . . .	2 grammes.
Eau de fontaine. . . .	1 litre.

Filtrez après solution complète, et ajoutez :

Menthe poivrée. . . .	32 grammes.
Sucre.	200 —

On se lave la bouche et l'on se gargarise avec cette eau, qui enlève aussitôt la mauvaise odeur.

Lorsque la fétidité de l'haleine dépend d'une affection de l'estomac ou des gaz développés dans cet organe, on conseille le charbon sous forme de pastilles comme ayant la propriété d'annihiler les gaz.

N° 43.

TABLETTES DE CHARBON

CONTRE LA FÉTIDITÉ DE L'HALEINE.

Charbon végétal lavé et porphyrisé..	1 partie.
Sucre blanc..	1 —
Choco'at simple..	3 —
Mucilage de gomme.	quantité suffisante.

Il faut d'abord broyer le chocolat avec le sucre, on ajoute ensuite peu à peu le charbon, et, avec le mucilage, on forme les tablettes de dix-huit grains chaque. On prend de temps en temps une tablette qu'on laisse fondre dans la bouche en la promenant avec la langue sur les deux côtés, et l'on avale la salive, qui a acquis la vertu d'annihiler les gaz fétides contenus dans l'estomac.

Sucre.	375 grammes.
Mucilage de gomme adragante.	quantité suffisante.

On peut aussi employer, pour corriger la fétidité de l'haleine, les préparations suivantes :

N° 44.

PASTILLES DE CACHOU ET DE MAGNÉSIE.

Cachou.	30 grammes.
Magnésie.	30 —
Sucre.	300 —
Mucilage de gomme adragante à l'eau de cannelle. . . .	quantité suffisante.

Faites, selon l'art, des pastilles du poids de huit décigrammes.

N° 45.

PASTILLES DÉSINFECTANTES.

Cachou.	30 grammes.
Magnésie.	15 —
Sucre.	125 —
Essence de citron. . .	20 gouttes.
— de cannelle. . .	
— de menthe. . .	
Mucilage.	quantité suffisante

Faites des pastilles du poids de dix décigrammes.

N° 46.

EAU IMPÉRIALE DITE EAU DE BOTOT

EXCELLENTE POUR RAFFERMIR LES GENCIVES ET PARFUMER L'HALEINE.

Eeau-de-vie à 26°. . .	500 grammes.
Anis concassé.	25 —
Girofle —	8 —
Cannelle —	8 —
Essence de menthe. . .	2 —
Quinquina.	8 —

Laissez macérer pendant huit jours; filtrez et ajoutez :

Teinture d'ambre. . . . . . . 4 grammes.
Cochenille, quantité suffisante pour donner la couleur rouge.

N° 47.

PHILODONTINE.

EAU CONSERVATRICE DES DENTS.

Cet elixir, plus agréable à la bouche que l'*Eau de Botot*, lui est supérieur, parce qu'il contient un principe astringent qui resserre les gencives et s'oppose au déchaussement des dents. (Voyez au Catalogue.)

N° 48.

EAU DE COLOGNE SUPÉRIEURE.

Alcool.	1,550	grammes.
Alcoolat de mélisse. . . .	100	—
Huile volatile de citron. . .	25	—
— de cédrat. . .	10	—
— de bergamotte.	20	—
— de lavande. .	5	—
Teinture de benjoin. . . .	40	—

Mêlez exactement en agitant ; après quelques heures de contact, filtrez, et, avant de verser en flacons, ajoutez :

Teinture d'ambre. . . . . 5 grammes.

Cette eau, supérieure en suavité à toutes les eaux

de Cologne connues, doit leur être préférée à cause de son délicieux parfum et de ses effets toniques.

N° 49.

EAU DÉPILATOIRE.

Orpiment (sulf. jaune d'arsenic).	15	grammes.
Chaux vive.	30	—

Faites bouillir dans cinq cents grammes d'eau de lessive. Pour s'assurer si l'ébullition est assez avancée, on plonge une plume dans le liquide ; si les barbes tombent, on retire le vase du feu, l'eau a acquis sa vertu dépilatoire.

Cette eau possède une grande énergie, et ne convient qu'aux personnes douées d'une peau dure et peu impressionnable ; les peaux fines et délicates en seraient offensées ; car, en enlevant le poil, elle pourrait très-bien enlever l'épiderme et laisser la peau à nu.

N° 50.

POUDRE DÉPILATOIRE.

RUSMA DES ORIENTAUX.

Orpiment (sulfure jaune d'arsenic).	8	grammes.
Chaux vive.	125	—
Amidon en poudre.	100	—

Pulvérisez ces substances, et, après en avoir opéré

le parfait mélange, conservez dans des flacons bien bouchés et à l'abri de l'humidité.

Au moment de s'en servir, on détrempe cette poudre avec un peu d'eau ; alors la chaux, dégageant de la chaleur, forme une pâte épilatoire très-bonne, qu'on applique sur les parties dont on veut faire tomber les cheveux ou les poils. Au bout de quelques minutes, l'effet est produit ; on frotte légèrement sur la pâte desséchée, qui tombe en poussière avec les poils.

Mais cette pâte peut irriter vivement la peau et brûler l'épiderme. De plus, le mot *arsenic* suffit avec raison pour effrayer. Il s'agissait donc de chercher un dépilatoire qui possédât les propriétés du *Rusma* moins les inconvénients. C'est ce qu'on a trouvé dans la préparation nommée *sulphydrate chalcique vert*, ou dépilatoire sans arsenic.

N° 51.

DÉPILATOIRE SANS ARSENIC.

Ce dépilatoire, complétement exempt de toute substance toxique, agit promptement et sans nul danger pour la santé. Du reste, la plupart des pharmaciens de la capitale ont adopté cette préparation et rejeté les autres. (Voyez au Catalogue.)

N° 52.

POMMADE VIRGINALE

DITE DE LA COMTESSE.

Noix de Galles.	30	grammes.
Noix des cyprès.	30	—
Écorces de grenades. . . .	30	—
Sumac.	30	—
Mastic en larmes.	30	—
Sulfate d'alumine.	5	—
Conserve de roses.. . .	quantité suffisante.	

Réduisez en poudre toutes ces substances ; mêlez exactement, et incorporez à la conserve. Plusieurs pharmaciens substituent l'onguent rosat à la conserve de roses ; mais, alors, cette préparation est moins astringente à cause du corps gras. La pâte dite pommade virginale possède la vertu de resserrer les tissus relâchés de certains organes, mais il faut se donner garde d'en abuser.

N° 53.

LINIMENT OLÉO-CALCAIRE

CONTRE LES BRULURES.

Eau de chaux.	500	grammes.
Huile d'amandes douces. .	60	—

Agitez fortement dans un vase à large ouverture ;

laissez reposer, puis enlevez la masse savonneuse qui surnage. On étend ce savon calcaire sur la partie brûlée qu'il faut immédiatement recouvrir avec du coton cardé. Le pansement fait, on le laisse, sans le déranger, jusqu'à guérison complète.

Mais nous devons dire que le liniment *oléo-calcaire* laisse très-souvent à la suppuration le temps de se former sur la partie brûlée, de telle sorte qu'il en résulte une plaie suppurante dont la guérison est assez longue. Tandis que l'ammoniaque liquide, ainsi que nous l'avons démontré, arrête immédiatement la brûlure et s'oppose à ce que les fluides blancs, arrivant à la partie brûlée, puissent former vésicules.

INSTRUCTION SOMMAIRE

SUR LA COMPOSITION ET LA FABRICATION DES SAVONS.

Il ne sera peut-être pas indifférent à nos lecteurs de trouver ici une petite instruction sur la fabrication des savons; car, à une époque de progrès comme la nôtre, il est bon de ne pas ignorer une foule de choses qui trouvent à chaque instant leur application dans la vie.

On a donné le nom de savon au produit formé par la réaction d'un oxyde alcalin, terreux ou métallique sur les principes immédiats des corps gras. — La saponification est la combinaison chimique des acides gras avec les alcalis.

Les savons diffèrent entre eux par la nature des principes gras qui entrent dans leur composition. Ces principes sont : l'*oléine*, la *stéarine*, la *butyrine*, l'*hyrcine*, la *phocénine*, la *cétine*, la *cholestrine* et l'*éthal*. -- Les combinaisons diverses de ces principes avec les alcalis, les ont fait diviser en quatre groupes :

1° Les principes sur lesquels les alcalis n'exercent point d'action : — la *cholestrine* et l'*éthal* ;

2° Ceux que les alcalis convertissent en *glycérine*, en acides *margarique*, *oléique* et *stéarique* : — la *stéarine* et l'*oléine* ;

3° Ceux que les alcalis transforment en acides *oléique*, *margarique* et en *éthal* : — la *cétine* et la *cérine* ;

4° Ceux enfin qui, étant distillés, se changent en *glycérine*, en acide *volatil*, en acides *oléique* et *margarique* : — comme la *butyrine*, la *phocénine* et l'*hyrcine*.

Les savons, à base de soude ou de potasse, fournis par les principes du deuxième groupe, étant les seuls qui soient parfaitement solubles dans l'eau, servent à nos usages journaliers. — La soude donne les savons durs ; la potasse les savons mous, quel que soit le corps gras qui ait servi à leur composition.

MANIÈRE D'OPÉRER POUR FAIRE LE SAVON.

Nous avons dit que tout savon était dû à la combinaison d'un alcali et d'un corps gras; or, il faut, d'un côté, prendre un corps gras, et, de l'autre, préparer une solution de protoxyde de soude ou de potasse à laquelle on a donné le nom de lessive des savonniers. Voici comment on prépare cette lessive :

Soude ou potasse. . . .	3 parties.
Eau.	5 —
Chaux vive.	1 —

Faites fondre à un feu doux les trois parties de soude dans les cinq parties d'eau ; — faites déliter la chaux, à part, dans une terrine, en projetant, par intervalle, juste l'eau nécessaire pour la réduire en poudre. Lorsque la chaux est parfaitement délitée, versez dessus la solution de soude ou de potasse ; agitez pendant quelque temps, puis laissez reposer. — Tirez ensuite le liquide au clair : c'est la première lessive.

Cette première lessive tirée, on ajoute une nouvelle quantité d'eau ; on remue de nouveau et on laisse déposer : puis on tire au clair la seconde lessive. On peut faire ainsi une troisième et quatrième lessive.

La première lessive doit marquer de 25 à 30 degrés ; — la deuxième lessive de 12 à 18 degrés ; — la troisième lessive de 8 à 10 degrés ; — la quatrième de 2 à 5 degrés.

Ces lessives ont la propriété de convertir les huiles et graisses en acides gras, pour former avec eux des oléates, des margarates et des stéarates de soude ou de potasse parfaitement définis ; aussi la saponification est-elle considérée comme une véritable combinaison chimique et le savon comme le mélange intime de plusieurs sels ayant la même base.

Pour donner au lecteur une idée plus nette de la saponification, nous décrirons l'opération à la petite chaudière, pour obtenir le *savon blanc animal*.

La lessive étant préparée, on fait fondre doucement dans une chaudière de tôle forte et mieux de fonte, une certaine quantité de graisse : cinquante kilogrammes, par exemple ; lorsqu'elle est à peu près fondue, on verse :

Lessive à 18°. . . 25 kilogrammes.

On remue constamment, avec une spatule, sans faire bouillir. Au bout d'une heure, on élève le feu, et quand la masse commence à donner des signes d'ébullition, on la rafraîchit avec :

Lessive à 18°. . . 25 kilogrammes.

Qu'il est indispensable de verser par petites quantités pour empêcher la masse de bouillir. Cette première opération se nomme l'*empâtage*, et dure trois heures.

Lorsque la pâte est bien liée, homogène et le corps gras complétement détruit, on verse :

Lessive à 30°. . . . 12 kilogr. 1/2.

On chauffe de manière à avoir une ébullition soutenue mais ménagée, pendant deux heures. Alors l'opération est terminée. On coule la masse dans des mises, couvertes d'une toile soupoudrée d'un mélange de chaux et d'amidon.

Le lendemain on lève le savon de la *mise* pour le placer sur la *tranche* où il reste quelques jours à sécher; puis on le met en briques ou en tables pour le livrer au parfumeur.

Tel est le mode employé pour la préparation dite à la *petite chaudière*. Mais quand on agit sur des masses de plusieurs quintaux, on opère différemment. La différence du procédé consiste à séparer le savon de la *lessive épuisée*, par une lessive chargée de sel marin; alors l'opération est dite *à la grande chaudière*.

Les savons d'huile, à base de soude, se fabriquent, en grand, dans le midi de la France et particulièrement à Marseille. — Les savons de graisse ou de suif se fabriquent généralement dans le Nord. — En Angleterre on fabrique beaucoup de savons de suif et de résines.

Le savon brut étant fabriqué, il s'agit de le transformer en savon de toilette. Cette transformation exige une série d'opérations minutieuses, dont voici la description sommaire :

On place le savon brut ou en briques sur la *découpeuse* d'une machine à broyer, qui le taille en copeaux ; ces copeaux passent ensuite entre deux cylindres de porphyre et sont réduits en feuille mince. On brise cette feuille et on l'humecte avec de l'eau de rose ; on enlève la découpeuse, et l'on repasse le savon aux cylindres, que l'on a préalablement resserrés.

Alors on divise de nouveau les feuilles de savon avec une spatule ; on y ajoute par petites quantités les essences ou parfums, on les incorpore en remuant en tous sens, et on repasse la masse deux autres fois encore au moulin.

Enfin, on prend trois kilogrammes de masse environ, que l'on pile fortement dans un mortier de marbre jusqu'à ce qu'elle forme une calotte qui se détache d'elle-même et d'une seule pièce. On en fait des pesées équivalentes au poids du pain de savon à débiter ; c'est-à-dire soixante grammes pour le petit modèle, quatre-vingt-dix grammes modèle moyen, et cent vingt-cinq grammes grand modèle. On les pelotte sur un marbre et on les porte au séchoir. Quand les pelottes sont sèches, on en détache légèrement la superficie, de même qu'on zesterait un citron ; on les enferme dans un moule en cuivre divisé en deux pièces, et on les soumet à la pression d'un balancier.

La manière d'envelopper les pains de savon n'est pas indifférente ; mal enveloppés, leur parfum s'évapore ; lorsqu'ils sont mis sous trois enveloppes, la première en papier de soie, la seconde en feuille d'étain, la troisième en papier glacé, leurs odeurs se conservent fort longtemps.

Il existe une grande variété de savons de toilette de toutes formes, de toutes couleurs et odeurs : mous, durs, opaques, transparents, nacrés, marbrés, en poudre, en pâte, liquides, demi-liquides, etc., etc., afin de fournir à tous les goûts. Ces savons sont décorés d'épithètes plus ou moins pompeuses auxquelles il ne faut pas se laisser prendre, et si nous avions un conseil à donner, ce serait celui de se fournir de préférence chez les savonniers en réputation, parmi lesquels on distingue en première ligne M. Ed. Pinaud, rue Saint-Martin, 298.

Les caractères distinctifs auxquels on peut reconnaître un bon savon de toilette sont ceux-ci : saveur très-légèrement alcaline ; pâte onctueuse d'un grain fin et serré, se dissolvant parfaitement dans l'eau de rivière et dans l'alcool ; odeur plus ou moins persistante, selon le genre de parfum employé par le parfumeur ; enfin, un bon savon de toilette ne doit jamais se rancir, ni irriter ou rougir la peau.

Nous relevons, sur le prospectus de la maison Ed. Pinaud, la liste des savons de toilette les plus à la mode, afin que le lecteur puisse établir son choix.

PARFUMERIE D'ED. PINAUD ET CIE,

Rue Saint-Martin, 298, à Paris.

Savon à la rose.
— à l'œillet.
— à la violette.
— à l'héliotrope.
— aux fleurs d'Orient.
— au magnolia.
— aux mille fleurs.
— au patchouli.
— au blanc de baleine.

Savon aux amandes amères.
— au lait d'amandes.
— à l'orange.
— à la bergamotte.
— au benjoin-vanille.
— à la guimauve.
— au géranium rosat.
— au camphre.
— au suc de laitue.

NOTE SUR LE SAVON DERMOPHILE

Albumino-siliceux

RÉCEMMENT DÉCOUVERT ET SUPÉRIEUR A TOUS LES SAVONS CONNUS.

Le savon-ponce, qui eut, pendant quelque temps, sa réputation et sa mode, serait fort bon pour nettoyer les mains et les bras s'il n'occasionnait aux peaux délicates des rayures suivies de rougeurs et quelquefois de cuissons. Abandonné à cause de ce grave inconvénient, les dames demandèrent à la parfumerie un savon qui nettoyât la peau sans l'endommager. Plusieurs industriels se mirent à l'œuvre sans pouvoir atteindre le but désiré. Enfin, M. Ed. Pinaud, si connu par ses excellents produits, après s'être activement occupé de cette question, a obtenu un savon de toilette qui réunit toutes les conditions désirables ; non-seulement le *savon dermophile* débarrasse promptement la peau des impuretés épidermiques et des taches les plus tenaces, les plus mordantes, mais il donne encore à cette membrane la fraîcheur, le poli et le velouté qu'on chercherait vainement à obtenir avec tout autre.

En terminant cet opuscule, nous le répèterons encore, il n'est rien de si pernicieux à la fraîcheur, à la santé de la peau, par conséquent à la beauté, que l'usage des eaux, vinaigres, teintures, crèmes, pâtes, opiats, poudres, etc., etc., qui contiennent en dissolution soit des sels métalliques, soit des substances âcres, styptiques, répercussives ou corrosives dont les formules sont tenues secrètes à cause de ces motifs. La médecine a démontré que les cosmétiques de cette nature agissent d'une manière doublement funeste, d'abord en altérant la peau, ensuite en répercutant les excrétions cutanées. La plupart des femmes voient-elles paraître un bouton sur leur visage, aussitôt elles ont recours à une pommade ou à une eau répercussive pour le faire disparaître ; cette conduite imprévoyante, et qui peut avoir les plus fâcheux résultats, tient à leur ignorance des fonctions physiologiques de la peau. Elles ne savent point que ce bouton est le signe des efforts que fait la nature pour expulser un principe morbifique, et que, s'opposer à ces bienfaisants efforts, c'est enfermer le loup dans la bergerie. La méthode rationnelle est donc de favoriser la sortie des boutons par des applications émollientes et un régime convenable : la raison et l'expérience leur crient de rejeter tous les moyens qui tendent à répercuter les humeurs, en contrariant les efforts de la nature. On ne doit faire usage des toniques et des astringents que pour tonifier et resserrer le tissu de la peau qui a livré passage aux excrétions morbides.

Enfin, on doit bien se persuader que toute formule cosmétique, pour être bonne et favorable à la beauté, exige deux conditions indispensables : la première est l'étude anatomique et physiologique de la peau, la seconde ressort des connaissances chimiques et pharmaceutiques des diverses substances employées à la confection des cosmétiques. Les parfumeurs, les industriels étrangers à ces sciences et qui ne fabriquent point leurs cosmétiques d'après les formules données par des hommes de l'art, ne peuvent que fournir des produits imparfaits. Ce raisonnement est logique et exclut toute objection.

TABLE DES MATIÈRES

CONTENUES DANS CET OUVRAGE.

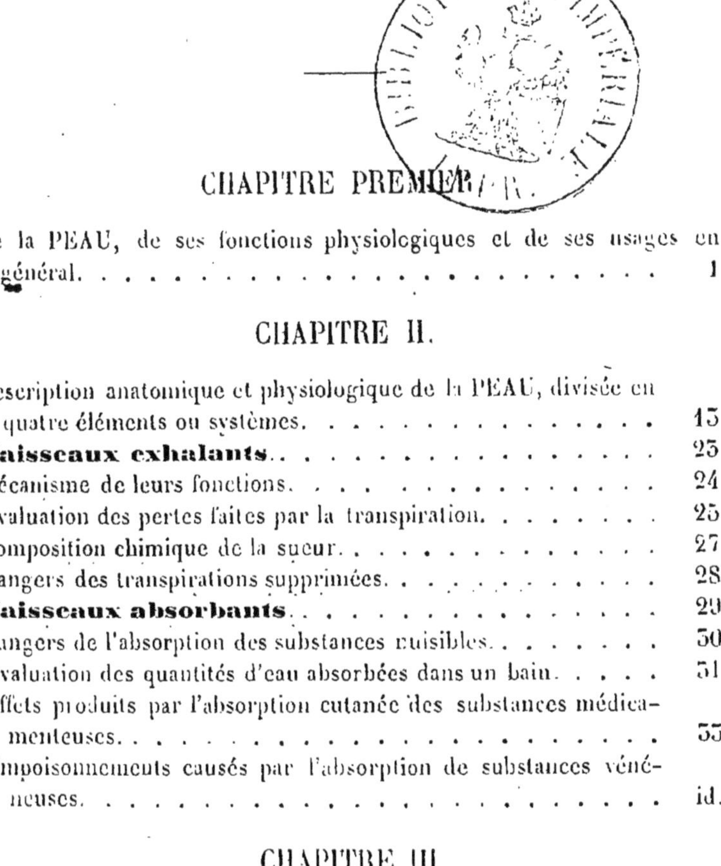

CHAPITRE PREMIER.

CHAPITRE II.

CHAPITRE III.

CHAPITRE IV.

CHAPITRE V.

CHAPITRE VI.

CHAPITRE VII.

CHAPITRE VIII.

CHAPITRE IX.

CHAPITRE X.

CHAPITRE XI.

CHAPITRE XII.

CHAPITRE XIII.

CHAPITRE XIV.

CHAPITRE XV.

CHAPITRE XVI.

CHAPITRE XVII.

CHAPITRE XVIII.

CHAPITRE XIX.

FIN.

ENCYCLOPÉDIE HYGIÉNIQUE

DE LA BEAUTÉ

PAR A. DEBAY

Voici les titres des ouvrages de cette collection utile, dont [illegible] journaux ont fait l'éloge, et que les dames ont dénommés [illegible] CLASSIQUES DU BOUDOIR.

Hygiène médicale des Cheveux et de la Barbe (3e [illegible]) [illegible]

Hygiène médicale du Visage et de la Peau (3e édition). [illegible]

Hygiène des Pieds et des Mains, de la Poitrine et de [illegible] Taille. . . . . [illegible]

Hygiène de la Voix, Gymnastique des Organes vocaux. . . . . [illegible]

Hygiène et Perfectionnement de la Beauté humaine [illegible] lignes, ses formes et sa couleur (2e édition). . . . . [illegible]

Hygiène des Baigneurs. — Description des Bains en usage chez tous [illegible] peuples du monde, depuis l'antiquité jusqu'à nos jours. — Guide du Baign[illegible] (2e édition) . . . . [illegible]

Hygiène du Mariage, ou Histoire naturelle de l'Homme et de la Femme [illegible] riés. — Préservation et Traitement des Infirmités qui nuisent au but du Mar[illegible] Théorie de la Procréation des Sexes. — Entraînement génital — C[illegible] — Hygiène du nouveau-né (4e édition). . . . . [illegible]

Philosophie du Mariage, ou Art du Bonheur dans la Famille. — [illegible] tion des Affections morales qui portent leurs ravages au cœur des [illegible] Histoire du Mariage chez tous les peuples du monde (3e édition). . . [illegible]

Physiologie des Perfections et Beautés de la Femme [illegible]

Hygiène vestimentaire. — Histoire des Modes depuis l'antiquité jusqu'à [illegible] jours. . . . . [illegible]

Les Mystères du Sommeil et du Magnétisme. — Songes [illegible] tiques, Extases, Hallucinations, etc. — Magnétisme animal appliqué à [illegible] cine (5e édition). . . . . [illegible]

Histoires des Métamorphoses humaines et des Monstr[illegible] verses transformations normales et anormales. — Singularités organiques. [illegible]

Les Parfums et les Fleurs considérés comme auxiliaires de la [illegible] (convenant à tous les âges), 2e édition. . . . . [illegible]

L'Art de teindre sans danger les Cheveux et la Barbe. [illegible]

PARIS. — IMPRIMERIE SIMON RAÇON ET Cie, RUE D'ERFURTH, 1.

www.ingramcontent.com/pod-product-compliance
Ingram Content Group UK Ltd.
Pitfield, Milton Keynes, MK11 3LW, UK
UKHW020207250726
13967UKWH00003B/1316

9 782012 988224